Wissenschaftliche Taschenbücher

Biologie

Eberhard Teuscher

# Pharmakognosie

## Biogene Arzneimittel

## Teil I

Akademie-Verlag Berlin

WTB Wissenschaftliche Taschenbücher
BIOLOGIE

*Eine Auswahl lieferbarer Bände:*

*Hans Bergner*
**Tierernährung**

*Richard Campbell*
**Mikrobielle Ökologie**

*J. G. Collee*
**Angewandte medizinische Mikrobiologie**

*Rolf Dargel / Ulrich Zwiener*
**Allgemeine Funktionelle Biopathologie**

*Helmut Friemel / Josef Brock*
**Grundlagen der Immunologie**

*Detlef Gröger / Siegfried Johne*
**Gewinnung von Arzneistoffen**
Pharmazeutische Mikrobiologie

*Eberhard Hofmann*
**Die stofflichen Grundlagen des Lebens**
(Dynamische Biochemie, Teil I)

**Enzyme und Bioenergetik**
(Dynamische Biochemie, Teil II)

**Der Stoffwechsel**
(Dynamische Biochemie, Teil III)

**Zellbiochemie**
(Dynamische Biochemie, Teil IV)

**Funktionelle Biochemie des Menschen**
Band 1 und 2

*Lothar Jäger*
**Grundlagen der klinischen Immunologie**

*Klaus-Dieter Jentzsch*
**Regulation des Wachstums und der Zellvermehrung**

*Manfred Knoke / Hannelore Bernhardt*
**Mikroökologie des Menschen**
Mikroflora bei Gesunden und Kranken

*Joachim Nitschmann*
**Entwicklung bei Mensch und Tier (Embryologie)**

*Peter Nuhn / Hans-Jörg Hofmann*
**Molekulare Wirkungsmechanismen von Pharmaka**
Eine Einführung in die Molekularpharmakologie

*Stephan Schnitzler*
**Pharmakologische Aspekte von Immunreaktionen**

*Ulrich Sedlag*
**Biologische Schädlingsbekämpfung**

*Michael Theile*
*Siegfried Scherneck*
**Zellgenetik**

*Regine Witkowski*
*Falko H. Herrmann*
**Einführung in die klinische Genetik**

WTB

BAND 61

*Eberhard Teuscher*

# Pharmakognosie

## Biogene Arzneimittel

## Teil I

3., bearbeitete und erweiterte Auflage

Mit 56 Abbildungen

AKADEMIE-VERLAG BERLIN

Reihe BIOLOGIE



Verantwortlicher Herausgeber dieses Bandes:
*Prof. Dr. G. Lerch*
Potsdam

Verfasser:
*OPhR Prof. Dr. sc. nat. Eberhard Teuscher*

ISBN 3-05-500320-9
ISSN 0084-0963

1987
Erschienen im Akademie-Verlag Berlin,
DDR - 1086 Berlin, Leipziger Straße 3—4

Lizenznummer: 202 · 100/491/87
Printed in the German Democratic Republic
Gesamtherstellung: VEB Druckhaus „Maxim Gorki", 7400 Altenburg
Lektor: Christiane Grunow
LSV 2064
Bestellnummer: 762 1787 (7061)
00800

# Inhaltsverzeichnis

## Teil I
## Allgemeiner Teil

## Spezieller Teil

**Teil II, Kapitelübersicht**



**Teil III, Kapitelübersicht**

## Geleitwort zur 1. Auflage

Die Pharmakognosie machte in den letzten Jahrzehnten eine bemerkenswerte Entwicklung durch, die sich in der Form und im Inhalt einiger Lehrbücher niedergeschlagen hat. Zu Beginn dieses Jahrhunderts wurde Pharmakognosie als eine deskriptive Disziplin gelehrt. Ihr Inhalt waren Morphologie und Anatomie der Drogen. Ihr Ziel war die Erkennung der Droge nach „äußeren" Merkmalen. Dabei spielte auch der „Wertbegriff" eine gewisse Rolle, denn man hatte früh erkannt, daß bestimmte Herkünfte sich durch besondere therapeutische Qualität auszeichnen und häufig morphologisch zu charakterisieren sind. Obwohl die alte Vorstellung der „Signaturlehre", daß man an äußeren Merkmalen der Pflanze oder ihrer Organe erkennen könne, wofür sie therapeutisch zu verwenden sei, als unwissenschaftlich überwunden war, blieb die Bedeutung einer Betrachtung der Droge nach morphologisch-anatomischen Kennzeichen zur Unterscheidung von Verwechslungen und Fälschungen und zur Diagnose von Handelssorten erhalten. Eine solche diagnostisch-deskriptive Pharmakognosie konnte aber weder als Wissenschaft befriedigen, noch in genügendem Maße den therapeutischen Wert einer Droge erfassen.

Zur gleichen Zeit schritt die phytochemische Erforschung der Drogen fort. Man erkannte, daß molekulare Gestalten entscheidend für die Wirkung einer Droge waren. Es war folgerichtig, der Auffindung der Wirkstoffe, der Frage ihrer Ausbildung unter inneren und äußeren Bedingungen mehr Aufmerksamkeit zu widmen. Den großen Fortschritten der Phytochemie, Biochemie und Genetik auf der einen Seite und der Pharmakologie auf der anderen entsprach aber nur langsam der Unterricht. Obwohl gerade im deutschsprachigen Kulturkreis wichtige Impulse in dieser Richtung gesetzt wurden, blieb die Universität im Grunde konservativ.

Einzelne Gelehrte bemühten sich um einen neuen Inhalt der Lehre der Pharmakognosie. Die schon fast handbuchartige Darstellung der Heildrogen von Richard WASICKY (1932) war eine bahnbrechende Tat. Hier werden neben der Morphologie die Phytochemie und Pharmakologie behandelt. Man darf wohl sagen, daß eine vergleichbare Veröffentlichung seither nicht versucht worden ist. Dann ist auf das Lehrbuch der Pharmakognosie von JARETZKY hinzuweisen, das von der 1. zur 2. Auflage (1949) eine wesentliche thematische Erweiterung erfahren hat. Ihnen folgte die „Einführung in die allgemeine Pharmakognosie" von MORITZ (1. Auflage 1936), die jüngst als „Einführung in die Pharmazeutische Biologie" in 4. Auflage (von O. MORITZ und D. FROHNE) erschienen ist und im neuen Titel Inhalt und Abgrenzung noch besser zum Ausdruck bringt. In der gleichen Richtung, wenn auch mit anderer Disposition, folgte dann (1963) das „Lehrbuch der Allgemeinen Pharmakognosie" von STEINEGGER und HÄNSEL, das in seiner 2. Auflage (1968) die Bezeichnung „allgemeinen" fallen läßt und dafür eine Ergänzung im Titel führt „Auf phytochemischer Grundlage".

Nun ist Phytochemie auch nur eine besondere Art der Beschreibung, einer Beschreibung mit chemischen Mitteln, die gewiß eine immer vollkommenere Möglichkeit der Bewertung der Droge gestattet. Phytochemie ist Naturstoffchemie und damit im wesentlichen ein Zweig der organischen Chemie, gleichgültig, ob sie von pharmazeutischen oder „eigentlichen" Chemikern betrieben wird.

So wie jede Disziplin nur soweit Wissenschaft in einem höheren Sinne ist als sie auf dem mühevollen Weg der Erarbeitung vieler einzelner Erkenntnisse zu einer „allgemeinen" Erkenntnis, zu einer Theorie beiträgt, hat auch die Naturstoffchemie die Theorie und die Methodik der organischen Chemie ganz entscheidend gefördert, sie hat auch im Zusammenspiel mit Pharmakologie und Biochemie die therapeutische Chemie zu einer Entwicklung angeregt, die die Wunschbilder Paul EHRLICHS zur Erfüllung zu bringen scheint.

Daraus ergibt sich, wie unscharf die Grenzen der Disziplinen werden. Das ist für manche Kollegen Anlaß zum Streiten, für andere Ursache eines beglückenden Gefühls, daß durch Generationen hindurch Auseinanderstrebendes wieder zusammenfindet. Die Kernfrage einer Naturwissenschaft ist das „Warum". Soweit Pharmakognosie eine Wissenschaft bleiben soll, wird sie also nicht nur die histologische und phytochemische Seite der Droge prüfen, sondern fragen müssen, wie die therapeutischen Werte, die Wirkstoffe, zustande kommen. Biochemie und auch Cytologie wie Züchtungsforschung (angewandte Genetik) werden damit wichtige Hilfswissenschaften der modernen Pharmakognosie.

Diesem trägt die vorliegende kurze Einführung Rechnung, die kein Ersatz für die anderen hier genannten Lehrbücher sein soll, sondern die durch ihren geringen Umfang und durch die Berücksichtigung der Biochemie das Lehrbuch den gegenwärtigen zeitlich eingeengten pharmakognostischen Unterrichtsmöglichkeiten anzupassen versucht und sich gleichzeitig darum bemüht, die Pharmaziestudenten an die großen Entwicklungen in der Biologie heranzuführen. Gleichzeitig legt das Buch die theoretischen Grundlagen für die Qualitätskontrolle der Drogen, die in erster Linie eine Kontrolle ihrer Wirkstoffe nach Art und Konzentration sein muß. Leider war es nicht möglich, die so wichtigen Antibiotika ausführlich zu berücksichtigen.

K. Mothes

## Vorwort zur 1. Auflage

Die Erfahrungen im pharmakognostischen Hochschulunterricht haben gezeigt, daß neben den vorhandenen umfangreichen Lehrbüchern der Pharmakognosie, die dem Studenten oft nur schwer zugänglich sind, eine kurzgefaßte Darstellung des so stark angewachsenen Kapitels der biogenen Arzneimittel fehlt. Mit dem vorliegenden wissenschaftlichen Taschenbuch soll versucht werden, diese Lücke zu schließen und dem Pharmaziestudenten oder dem an der Biochemie der Pflanzen interessierten Biologiestudenten eine Einführung in das Fachgebiet zu geben. Darüber hinaus möchte es allen an arzneilich verwendeten Pflanzen oder Tieren und deren Inhaltsstoffen Interessierten, besonders dem in der Praxis tätigen Pharmazeuten, in konzentrierter Form einen Überblick über den neuesten Stand der Erkenntnisse auf dem sich stürmisch entwickelnden Gebiet der Pharmakognosie vermitteln, die Voraussetzung zum Verständnis der modernen pharmakognostischen und phytochemischen Publikationen schaffen sowie zur weiteren Beschäftigung mit dieser interessanten pharmazeutischen Disziplin anregen.

Aus didaktischen Gründen wurde eine möglichst straffe, systematische Gliederung des gebotenen Stoffes angestrebt. Dabei sind entsprechend dem Charakter der Pharmakognosie als „Pharmazeutische Biologie" besonders biologisch-biochemische Gesichtspunkte berücksichtigt worden. Wegen der gebotenen Kürze mußte eine strenge Stoffauswahl getroffen werden. Wenn bei vielen Drogen stichpunktartig auf Nebenwirkstoffe und Begleitstoffe hingewiesen wurde, so geschah das nicht in der Absicht, Vollständigkeit zu erreichen, sondern um eine Simplifizierung zu vermeiden und die Komplexität des Ensembles der Inhaltsstoffe von pflanzlichen und tierischen Arzneimitteln aufzuzeigen. Die Auswahl einer Droge und der ihr gewidmete Raum stehen nicht in allen Fällen im Verhältnis zu ihrer Wichtigkeit für die moderne Therapie. Auch zur Zeit weniger aktuelle Arzneistoffe wurden dann erwähnt, wenn es für die Förderung des allseitigen Verständnisses des Stoffes oder aus historischen Gründen erforderlich schien.

Um einen breiten Interessentenkreis gerecht zu werden, ist meistens einleitend kurz auf chemische und pharmakologische Grundtatsachen hingewiesen worden.

Kritische Hinweise auf die bei der Fülle des Stoffes und bei der ständig anwachsenden Lawine an phytochemischer und pharmakognostischer Literatur kaum zu vermeidenden Fehler werden dankbar begrüßt.

Meinem hochverehrten Lehrer, Herrn Prof. Dr. Drs. h. c. K. Mothes, möchte ich auch an dieser Stelle herzlich dafür danken, daß er mir das reizvolle Kapitel der Pharmakognosie erschlossen hat.

Es ist mir eine angenehme Pflicht, allen zu danken, die mich bei der Fertigstellung dieses Leitfadens unterstützt haben. Großen Dank schulde ich Herrn Prof. Dr. H. Borriss für wertvolle kritische Hinweise. Fräulein Apotheker H. Elze und Herrn Dr. H. Pilgrim danke ich für die Mitarbeit bei der Dokumentation der Literatur auf dem Gebiet der Phytochemie. Dem Verlag danke ich für sein Entgegenkommen.

Mein besonderer Dank gilt meiner Frau für anregende Diskussionen, für die kritische Durchsicht des Manuskripts und nicht zuletzt für die große mir entgegengebrachte Geduld, ohne die die Abfassung dieses Taschenbuches nicht möglich gewesen wäre.

Greifswald, im September 1968 E. Teuscher

## Vorwort zur 3. Auflage

Das Wissenschaftliche Taschenbuch „Pharmakognosie“ hat über fast 20 Jahre hinweg bei einem großen Leserkreis gute Aufnahme gefunden. Zwei Auflagen beim Akademie-Verlag Berlin, drei Auflagen beim Verlag Friedr. Vieweg & Sohn Braunschweig—Wiesbaden, einige Nachdrucke und viele wohlwollende Rezensionen scheinen es zu bestätigen. Das hat mich ermutigt, erneut eine gründliche Bearbeitung vorzunehmen, ohne Grundlegendes an der offenbar bewährten Konzeption, die auch von einigen anderen Autoren übernommen wurde, zu ändern. Auch in dieser Auflage wurden die Drogen und die isolierten biogenen Arzneistoffe der deutschsprachigen Arzneibücher und andere bedeutende oder vom biochemischen Standpunkt aus interessante biogene Wirkstoffe — Arzneimittel und potentielle Arzneimittel — aufgenommen. Darüber hinaus habe ich, soweit es möglich war und zweckmäßig erschien, die Fragen des Gegenstandskatalogs der Pharmazeutischen Prüfung des IMPP der BRD, Teil Pharmazeutische Biologie, berücksichtigt. Aus diesem Grunde und um den praktischen Aspekten des Wissenschaftsgebietes verstärkt Rechnung zu tragen, war es nötig, insbesondere den allgemeinen Teil zu erweitern. Wurden in der 2. Auflage Abschnitte über Antibiotika, Hormone und Vitamine eingefügt, wird in dieser Auflage ein Kapitel über Seren und Impfstoffe Aufnahme finden. Um durch diese Ergänzungen und die Notwendigkeit des Einfügens einer Auswahl neuer Erkenntnisse auf dem Gebiet der biogenen Wirkstoffe keine zu starke Zunahme des Umfanges zu bewirken, habe ich die Abschnitte, die rein biochemisches Wissen vermitteln, mit Hinweis auf Lehrbücher der Biochemie gekürzt und bei Behandlung rein toxikologischer Fakten im Hinblick auf unser Buch „Biogene Gifte“ (E. Teuscher und U. Lindequist, Akademie-Verlag, Berlin 1987) einige Abstriche gemacht. In dieser Ausgabe habe ich mich ebenfalls nicht, wie bisweilen gewünscht wurde, auf das „für einen Pharmazeuten unbedingt Notwendige“

beschränkt. Selbst ein Taschenbuch darf dem Leser, insbesondere dem Studenten, keinen aufbereiteten „Lernstoff" aufdrängen, sondern muß ihm die Freude des Wichtens und Mitdenkens gestatten. Es soll darüber hinaus zeigen, daß auf diesem reizvollen Gebiet der Naturwissenschaften noch viele Aufgaben auf begeisterte Bearbeiter warten.

Der Anregung des Herausgebers folgend, wurde dem 3. Band ein Glossar häufig verwendeter pharmazeutischer und medizinischer Fachausdrücke angefügt.

Es ist mir eine angenehme Pflicht, allen zu danken, die mich bei der Arbeit unterstützt haben: Frau Renate MIETHCHEN und Frau Renate FREITAG für die Mithilfe bei den Literaturrecherchen sowie bei der Durchführung der technischen Arbeiten, den Mitarbeitern des Akademie-Verlages, insbesondere Frau Christiane GRUNOW, für das Eingehen auf meine Wünsche und den Lesern für Hinweise, die mir geholfen haben, Fehler der vorangegangenen Auflagen zu beseitigen.

Meiner Frau gilt mein besonderer Dank für viele weiterführende Diskussionen, die auch die Abfassung der vorliegenden Auflage entscheidend gefördert haben.

Greifswald, April 1986 E. TEUSCHER

# Allgemeiner Teil

## 1. Pharmakognosie als Teildisziplin der Pharmazeutischen Biologie

Die **Pharmazeutische Biologie** ist die Wissenschaft von den biologischen Grundlagen der Pharmazie und von deren Nutzung zur Entwicklung, Gewinnung, Kontrolle, Standardisierung, Verarbeitung und Anwendung von Arzneistoffen (einschließlich Drogen), Diagnostika und pharmazeutisch verwendeten Hilfsstoffen.

Teildisziplinen sind vor allem pharmazeutisch bedeutende Teilgebiete der Zytologie, Genetik, Mikrobiologie, Botanik, Zoologie, Biochemie, Molekularbiologie, Pharmakologie, Toxikologie, Biotechnologie und die Pharmakognosie.

Die **Pharmakognosie** ist die Wissenschaft von den biogenen Wirkstoffen sowie pharmazeutisch verwendeten Hilfsstoffen und von deren mikrobiellen, pflanzlichen oder tierischen Produzenten.

Zu den biogenen Wirkstoffen rechnen wir Drogen, von lebenden Organismen produzierte reine Arzneistoffe, Gifte und Diagnostika sowie Impfstoffe und Immunseren.

Einige Autoren haben den Begriff Pharmakognosie durch die Bezeichnung Pharmazeutische Biologie (im engeren Sinne) ersetzt, um die Entwicklung der Pharmakognosie von der reinen Warenkunde, als die sie vor allem im 19. Jahrhundert verstanden wurde, zur modernen Wissenschaft deutlich zu machen. In einigen Ländern, insbesondere in Frankreich, wird anstelle von Pharmakognosie auch heute noch der im Mittelalter übliche Begriff Materia medica (nach dem Titel der lateinischen Übersetzung des Werkes von DIOSKURIDES PEDANIOS (2. Hälfte des 1. Jahrhunderts) verwendet.

Die Bezeichnung Pharmakognosie ist aus den griechischen Worten *φαρμακον* (Heilmittel, Gift) und *γνωσις* (Kenntnis) zusammengesetzt. Sie wurde erstmals 1815 von SEYDLER in seiner in Halle eingereichten Dissertation über die Drogen Olibanum, Ammoniacum und Radix Colombo, die den Titel „Analecta pharmacognostica" trug, verwendet und setzte sich rasch durch.

Man verstand unter Pharmakognosie zunächst ganz allgemein die pharmazeutische Warenkunde: „Untersuchung der Abstammung und Güte der Heilstoffe, Prüfung auf Reinheit sowie Ermittlung von Verwechslungen und Verfälschungen" (MARTIUS 1825). Seitdem hat der Begriff einen entscheidenden Bedeutungswandel erfahren. Bereits im vorigen Jahrhundert wurde die Untersuchung der aus der unbelebten Natur gewonnenen Arzneimittel von der sich selbständig entwickelnden Pharmazeutischen Chemie übernommen. Die Warenkunde, zunächst einzige Aufgabe, wurde zu einem Teilgebiet der Pharmakognosie, die sich rasch zu einer umfassenden, selbständigen Wissenschaft entwickelte. Wegbereiter dieser Entwicklung waren vor allem FLÜCKIGER (1828—1894) Professor für Pharmakognosie in Straßburg, und TSCHIRCH (1856—1939), Professor für Pharmakognosie in Bern.

## 2. Drogen als Arzneistoffe

### *2.1. Begriffsbestimmung*

Drogen sind biogene Arzneistoffe komplexer Natur (**Arzneidrogen**), oder biogene Rohstoffe, die zur Gewinnung von biogenen, arzneilich einsetzbaren Wirkstoffen dienen (**Industriedrogen**). Sie sind also als Arzneistoffe zu verwendende oder zur Herstellung von Arzneistoffen geeignete getrocknete oder frische Mikroorganismen, Pflanzen oder Tiere bzw. Teile von ihnen (**zellulär organisierte Drogen**) oder aus ihnen gewonnene Stoffgemische, wie z. B. ätherische Öle, Stärken, Fette, Wachse, Schleimstoffe, Tiergifte und Gerbstoffe (**nicht zellulär organisierte Drogen**). Impfstoffe und Immunseren werden trotz ihrer komplexen Natur nicht zu den Drogen gerechnet.

### *2.2. Handels- und Gebrauchsformen*

Drogen sind entweder als Ganzdrogen oder als zerkleinerte Drogen im Handel.

**Ganzdrogen** sind unzerkleinerte Pflanzen oder Tiere bzw. Organe von Pflanzen oder Tieren (z. B. Samen, Früchte, Blätter, Blüten, tierische Drüsen). Auch grob zerkleinerte Teile von Pflanzen und Tieren (z. B. von Rinden und Wurzeln) oder von nicht zellulär organisierten Drogen (z. B. von Harzen) werden als Ganzdrogen bezeichnet, wenn sie eine bestimmte Größe nicht unterschreiten, z. B. Sieb I nach AB-DDR, Maschenweite 6,3 mm, nicht passieren.

**Zerteilte Drogen** (Bearbeitete Drogen) gehen durch weitere Zerkleinerung aus den Ganzdrogen hervor. Durch Siebanalyse kann der Zerkleinerungsgrad bestimmt werden. Man unterscheidet grob oder mittelfein zerkleinerte und grob, mittelfein und fein gepulverte Drogen. Die Zerkleinerung der Drogen erfolgt, um eine größere Packungsdichte beim Transport und bei der Extraktion (Einsparung von Transportraum und Extraktionsmitteln), sowie um eine Erleichterung des Extraktionsvorganges (Zerstörung von Permeationsbarrieren, Verkürzung der Diffusionsstrecken), zu erzielen. Ein zu großer Zerkleinerungsgrad setzt jedoch die Haltbarkeit herab (leichter Zutritt von Sauerstoff, erhöhte Verdunstung flüchtiger Inhaltsstoffe) und erschwert die Extraktion (erschwerte Filtrierbarkeit). Einige Drogen werden wegen ihrer starken Wirksamkeit in gepulverter Form mit inerten Hilfsstoffen (z. B. Milchzucker) auf einen bestimmten Wirkstoffgehalt eingestellt, gehandelt (z. B. Radix Ipecacuanhae).

Zum Gebrauch gelangen in die Hand des Patienten meistens grob zerkleinerte Drogen (Einzelteedrogen, Einzeltees) oder Drogenmischungen (Teemischungen, lat. species) in loser Form oder in Teefilterbeuteln. Auch Trockenextrakte aus Drogen (Instant-Tees) werden in zunehmendem Maße eingesetzt.

Als Behältnisse für die Abgabe von Tees sind Papierbeutel wenig, Zellophan- sowie Pergaminbeutel besser und Beutel aus laminierter Aluminiumfolie sehr gut geeignet.

## *2.3. Kontrolle*

Die Kontrolle (darunter wollen wir die Prüfung nach Standards verstehen) ist wegen der Heterogenität der Drogen von großer Wichtigkeit. Sie dient dazu, Drogen zu identifizieren, d. h. Verwechslungen auszuschließen, ihre Reinheit zu ermitteln und den Gehalt an ausgewählten Wirkstoffen bzw. Wirkstoffkomplexen oder andere Parameter, die über ihren Wert Auskunft geben können, zu ermitteln. Die Kontrolle ist auch Voraussetzung für die insbesondere bei stark wirksamen Drogen erfolgende Einstellung auf einen vorgeschriebenen Normgehalt an Wirkstoffen oder einen Standardwirkwert.

Nicht immer geben die Ergebnisse der Gehalts- oder Wertbestimmung Aufschluß über den therapeutischen Wert der Droge. So bleiben bei der Gehaltsbestimmung Nebenwirkstoffe unberücksichtigt oder es werden Wirkstoffkomplexe bestimmt, deren Menge an schwächer oder stärker wirkenden Komponenten sehr variabel sein kann. Auch die bei der Wertbestimmung gewählten Methoden lassen nicht in allen Fällen Rückschlüsse auf die Stärke der Wirkung der Droge am Menschen zu.

Für Drogen mit unbekannten oder schwer bestimmbaren Wirkstoffen und Wirkungen wählt man bisweilen typische Inhaltstoffe, sogenannte Leitsubstanzen, als Indikatoren für die Identität und den Nachweis bzw. die Bestimmung des Anteils in Arzneizubereitungen.

Die Kontrolle von Drogen erfolgt anhand der Monographien der staatlichen Arzneibücher (AB-DDR, DAB 8/BRD, ÖAB 9, Helv. VI), interstaatlicher Pharmakopoen (CM-RGW, Ph. Eur.) oder anderer Normative: in der DDR für in der Anlage 7 zum AB-DDR aufgeführte Drogen nach beim Institut für Arzneimittelwesen niedergelegten Prüfvorschriften, in der BRD nach dem Deutschen Arzneimittel-Codex (DAC). Dabei nicht erfaßte Drogen müssen nach anderen Vorschriften überprüft werden.

Die Feststellung der **Identität** einer zellulär organisierten Droge erfolgt hauptsächlich durch Beurteilung des Aussehens, der mit der Lupe und mit dem Mikroskop erkennbaren Merkmale, des Geruchs und des Geschmacks. Dem Unerfahrenen hilft dabei der Vergleich mit Beschreibungen, Abbildungen oder einer authentischen Droge. Diese Sinnesprüfung ist auch heute noch, trotz aller Fortschritte der analytischen Technik, insbesondere wegen der großen Variabilität der Inhaltsstoffspektren von Drogen, die rascheste und sicherste Methode der Identifizierung. Ergänzt wird diese Prüfung durch Farbreaktionen der Droge oder eines Drogenextraktes mit chemischen Reagenzien und vor allem durch den chromographischen, insbesondere dünnschichtchromatographischen Nachweis ausgewählter Inhaltsstoffe (Wirkstoffe oder Leitsubstanzen), wobei reine Drogeninhaltsstoffe oder drogenfremde Vergleichsstoffe (z. B. Farbstoffe) cochromatographiert werden.

Die Prüfung der **Reinheit** erfolgt bei zellulär organisierten Drogen meistens durch Aussammeln und Wägen fremder oder verfärbter Bestandteile. Auch der Aschegehalt (Carbonat- oder Sulfatasche) ist ein Reinheitskriterium. Bei nichtorganisierten Drogen wird die Reinheit häufig mit physikochemischen Methoden (Bestimmung der Dichte, des Brechungsindex, der optischen

Drehung, des Schmelzbereichs) oder chemischen Methoden (z. B. Farbreaktionen) bestimmt.

Die **Gehaltsbestimmung** erfaßt den Gehalt an Hauptwirkstoffen oder an Wirkstoffkomplexen, bestehend aus chemisch ähnlichen Verbindungen. Da Konventionsmethoden eingesetzt werden, erhält man keine Absolut-, sondern Relativwerte. Die Gehaltsbestimmung wird meistens durch eine Fraktionierung von Extrakten aus der Droge mit physiko-chemischen Verfahren (Verteilung zwischen zwei Phasen, Destillation, Chromatographie) oder chemischen Verfahren (Fällungsreaktionen) eingeleitet. Die Bestimmung selbst kann z. B. maßanalytisch, gravimetrisch, kolorimetrisch oder volumetrisch erfolgen.

Eine **Wertbestimmung** wird durchgeführt, wenn wegen der Komplexität der Wirkstoffe (z. B. Schleimstoffe, Bitterstoffe, Gerbstoffe, Saponine) eine Gehaltsbestimmung nicht möglich ist bzw. wenn die Wirkstoffe unbekannt oder schwer bestimmbar sind. Sie erfolgt mit Hilfe physiko-chemischer bzw. chemischer (Quellungszahl, Viskositätsbestimmung von Extrakten, Hämolytische Aktivität Gerbstoffbestimmung), organoleptischer (Bitterwert), pharmakologischer oder mikrobiologischer Methoden (Bestimmung von Hormonen, Vitaminen, Gerinnungsfaktoren, Antibiotika, Impfstoffen und Immunseren).

Die ermittelten Gehalte bzw. Kennzahlen der Drogen müssen bei offizinellen Drogen den in den Pharmakopoen geforderten Werten entsprechen (Angabe von Mindest- und Höchstwerten im AB-DDR, von Mindestwerten in den meisten anderen Pharmakopoen).

Pflanzenschutzmittel (Pestizide), deren Konzentrationen die für Lebensmittel vorgeschriebenen Grenzen nicht überschreiten dürfen, werden vorwiegend mit Hilfe der Gaschromatographie oder der Hochdruckflüssigkeitschromatographie erfaßt. Ihre Bestimmung erfolgt in der Regel durch staatliche Untersuchungsinstitute.

## 2.4. *Lagerung*

Drogen unterliegen bei der Lagerung vielen nicht erwünschten Veränderungen. Wirkstoffe werden durch chemische Reaktionen, insbesondere Oxidations-, Hydrolyse- oder Polymerisationsprozesse zerstört. In Drogen vorhandene Feuchtigkeit, Enzyme, Licht und erhöhte Temperatur begünstigen diese Vorgänge. Flüchtige Inhaltsstoffe, insbesondere ätherische Öle, verdunsten.

Farbstoffe werden abgebaut. Als Zersetzungsprodukte können unangenehm riechende oder schmeckende Verbindungen auftreten. Flüchtige Stoffe aus der Umgebung werden adsorbiert. Befall durch Bakterien, Schimmelpilze oder Insekten ist möglich.

Um diese Prozesse nach Möglichkeit zu verzögern oder zu verhindern sind bei der Lagerung einige Grundregeln zu beachten:

- Drogen sind in trockenen Räumen zu lagern (maximal 60% relative Feuchte),
- die Lagertemperatur sollte möglichst konstant sein (Gefahr der Kondenswasserbildung bei Einwirkung warmer Luft auf kaltes Drogenmaterial) und 25 °C nicht überschreiten (beschleunigte Zersetzungsreaktionen, erhöhte Verdunstung flüchtiger Stoffe),
- Lichteinfluß ist weitgehend zu vermeiden,
- Drogen dürfen nicht zusammen mit flüchtigen Chemikalien gelagert werden,
- eine längerfristige Lagerung in Säcken oder Papierbeuteln ist nicht zweckmäßig, zur Lagerung kleinerer Mengen sind Holzkästen, für Drogen mit flüchtigen Bestandteilen mit gasdichtem Material ausgekleidet (z. B. Blech), oder Gefäße aus Glas, Porzellan oder Weißblech vorzuziehen. Polyethylenbeutel oder -gefäße sind zur Lagerung von Drogen, die ätherische Öle enthalten, ungeeignet (Verdunstungsverluste, Adsorption), zur Aufbewahrung dieser Drogen sind Behältnisse aus Polyamiden einsetzbar,
- Drogen die sehr anfällig für Insektenfraß sind, müssen in geeigneter Weise von Insekten befreit (z. B. durch Dämpfe von Chloroform oder Methylbromid) und vor ihnen geschützt werden,
- flüssige oder salbenförmige Drogen sind in möglichst vollständig gefüllten Gefäßen aufzubewahren (Ausschluß von Sauerstoff), die nach dem Entleeren (auch wenn sie immer für die gleiche Droge verwendet werden!) gründlich gereinigt worden sind (autokatalytisch beschleunigte Zersetzung).

Auch bei sehr sorgfältiger Lagerung ist die Haltbarkeit begrenzt. Daher schreiben viele Arzneibücher (AB-DDR) für die meisten Drogen eine spezifische Verwendbarkeitsdauer vor. Sie ist von der Art der Wirkstoffe und vom Zerkleinerungsgrad abhängig. Ätherische Öle, zellulär organisierte Drogen mit ätherischen Ölen als Inhaltsstoffen und fette Öle dürfen in der Regel maximal 2 Jahre gelagert werden. Geringe Beständigkeit besitzen auch

Drogen mit glykosidischen Wirkstoffen, Catechingerbstoffen und einige Alkaloiddrogen. Über die Lagerfristen gibt es meistens noch keine wissenschaftlich gesicherten Erkenntnisse. Eine 5 Jahre überschreitende Lagerung sollte, auch wenn durch die Arzneibücher zugelassen, nur dann erfolgen, wenn ein Wirkungsverlust sicher ausgeschlossen werden kann.

## *2.5. Arzneizubereitungen aus Drogen*

In der Therapie werden heute fast ausschließlich mit Wasser oder Ethanol-Wasser-Mischungen erhaltene Auszüge aus Drogen eingesetzt.

Wasser, insbesondere heißes Wasser, ist ein zur Extraktion vieler Drogeninhaltsstoffe gut geeignetes Lösungsmittel. Selbst eine Vielzahl sauerstoffhaltiger Komponenten ätherischer Öle, wohl kaum aber Terpenkohlenwasserstoffe, gehen in nennenswerter Menge in Lösung. Nachteile wäßriger Auszüge sind ihr hoher Gehalt an hydrophilen Ballaststoffen (z. B. Gerbstoffen) und ihre geringe Stabilität (Befall mit Mikroorganismen, rascher Wirkstoffabbau).

In Ethanol-Wasser-Mischungen werden hydrophile Stoffe (z. B. Gerbstoffe, Glykoside, Alkaloidsalze) noch gut und lipophile Stoffe (z. B. Komponenten ätherischer Öle und Valepotriate) bereits in ausreichendem Maße gelöst. Die Stabilität derartiger Auszüge ist besser als die wäßriger Auszüge. Ein Optimum an Stabilität wird erreicht, wenn Flüssigpräparate schonend zu Trockenextrakten verarbeitet werden.

Ihrer geringen Stabilität wegen werden wäßrige Auszüge zum unmittelbaren Verbrauch hergestellt. Handelt es sich um stark wirksame Drogen, sind, um eine hohe Dosiergenauigkeit zu erreichen, die Auszüge unter reproduzierbaren Bedingungen in der Apotheke anzufertigen. In der Regel werden derartige Zubereitungen aus 1 Teil Droge unter Verwendung von 10 Teilen Wasser durch **Aufguß** (Infus, übergießen mit kochendem Wasser, 5 min bei 90 °C belassen, abkühlen lassen, abseihen), seltener durch **Mazeration** (30minütiges Ausziehen mit zimmerwarmen Wasser) oder **Abkochung** (Decoct, übergießen mit kochendem Wasser, 30 min bei 90 °C belassen, heiß filtrieren) bereitet. Bei allen anderen Drogen ist der vom Patienten bereitete Tee die beste Anwendungsform.

Über die zweckmäßigste Art der Teegetränkbereitung und den in Lösung gehenden Wirkstoffanteil gibt es leider sehr wenige wissenschaftliche Untersuchungen. **Teegetränke** aus Blüten-, Blatt-, Frucht-, Samen- oder Krautdrogen werden in der Regel hergestellt, indem man 2—5 g grob zerkleinerte Droge mit etwa 150 ml kochendem Wasser (etwa 1 Tasse) übergießt und 10—15 min bedeckt stehen läßt. Anschließend wird abgeseiht. Ein Anfeuchten der Droge einige Minuten vor dem Zufügen des kochenden Wassers, sowie die Zerkleinerung eingesetzter Samen und Früchte, soll die Wirkstoffausbeute erhöhen. Hustentees sollen immer, Magentees sowie Tees zur Behandlung von Durchfallerkrankungen niemals, alle anderen Teegetränke bei Bedarf, gesüßt werden. Hölzer, Rinden und harte Wurzeln werden durch Auskochen extrahiert. Dazu setzt man mit kaltem Wasser an und läßt unter wiederholtem Umrühren 5—10 min kochen. Schleimdrogen (Verhinderung der Stärkeverkleisterung) und Bärentraubenblätter (Verhinderung eines hohen Gehaltes an magenreizenden Gerbstoffen im Auszug) werden mit kaltem Wasser, etwa 60 min unter gelegentlichem Umrühren, extrahiert. Kaltwasserauszüge sind aus bakteriologischer Sicht nicht unbedenklich. Ein Aufkochen nach dem Abseihen ist zu empfehlen.

Durch Sprühtrocknung bereitete, standardisierte **Instant-Tees**, denen die bei der Trocknung abgetrennten ätherischen Öle, möglichst in mikroverkapselter Form, wieder zugesetzt wurden, scheinen zur Bereitung von Teegetränken sehr gut geeignet zu sein.

Ethanolisch-wäßrige Auszüge sind vor allem **Tinkturen**, zumeist mit 70%igem Ethanol hergestellt (Verhältnis Droge zu Extraktionsmittel 1:5 oder 1:10), **Fluidextrakte** (Extracta fluida) mit Ethanolgehalten von mindestens 25% (bis 60%, sowie Verhältnis Droge zu Extraktionsmittel von 1:2 oder 1:1) oder **Trockenextrakte** (Extracta sicca), die durch Verdampfen des Lösungsmittels erhalten werden. Diese Auszüge bzw. Extrakte enthalten einen wesentlich größeren Anteil, insbesondere lipophiler Wirkstoffe der Drogen, als Teegetränke.

Nicht zellulär organisierte Drogen werden zu den gleichen Arzneiformen verarbeitet wie reine Arzneistoffe.

## 2.6. *Vor- und Nachteile der Drogenanwendung*

In der letzten Zeit haben eine Besinnung auf natürliche Lebensformen (grüne Welle), die sich häufenden Beobachtungen über gefährliche Nebenwirkungen synthetischer Arzneistoffe und die

Tatsache, daß für eine Reihe von schwerwiegenden Erkrankungen, z. B. für die kausale Therapie von Tumoren, keine Pharmaka entwickelt werden konnten, immer mehr Menschen veranlaßt, ihr Vertrauen auf biogene Arzneistoffe, insbesondere auf pflanzliche Drogen, sogenannte Phytopharmaka zu setzen.

Besonders Phytopharmaka mit großer therapeutischer Breite, sogenannte Mite-Phytopharmaka (soft drugs), erfreuen sich steigender Beliebtheit. Sie sollen vor allem Indikationsgebiete erschließen, die auf Grund der pharmakologischen Suchstrategie, die in erster Linie auf starke Sofortwirkungen orientiert, bisher nicht beachtet wurden. Bei ihnen handelt es sich vor allem um sogenannte Adaptogene, die die Anpassung des Organismus an schädliche Umweltreize (z. B. Streß) begünstigen und um Immunstimulanzien, die die unspezifische Abwehr des Organismus mobilisieren. Sie zeigen am gesunden Menschen keine Effekte und werden erst wirksam, wenn schädigende Umweltfaktoren auftreten. Ihre Erforschung steckt noch in den Anfängen.

Darüber hinaus hat die Anwendung von Zubereitungen aus Drogen, neben der von reinen Arzneistoffen (biogene und synthetische reine Arzneistoffe sind aus pharmakologischer und toxikologischer Sicht als gleichwertig zu betrachten), auch auf fast allen anderen Indikationsgebieten ihre volle Berechtigung. Für sie sprechen folgende **Vorteile**:

- Drogen haben oft eine günstigere Wirkung als Reinstoffe, Nebenwirkstoffe können den Effekt des Hauptwirkstoffes unterstützen oder modifizieren, durch Begleitstoffe kann seine Resorption verbessert (z. B. durch Saponine) oder retardiert werden (z. B. durch Gerbstoffe oder Schleimstoffe),
- die Wirkung von Drogen kommt häufig durch eine Vielzahl von Wirkstoffen zustande, so daß ein Ersatz durch Reinstoffe nicht möglich ist oder unökonomisch wäre,
- ebenso ist, wo Geschmacks- und Geruchsqualitäten für die Wirkung verantwortlich sind (Stomachica), die Droge nicht durch Reinstoffe ersetzbar,
- Drogen sind bei gleicher oder besserer Wirkung häufig billiger als Reinstoffe.

Neben diesen Vorteilen weisen Drogen eine Reihe **Nachteile** auf:

- Drogen sind Vielstoffsysteme, Nebenwirkstoffe und Ballaststoffe beeinflussen Wirkung und Pharmakokinetik der Hauptwirkstoffe, ihre Effekte sind, insbesondere bedingt durch die

Variabilität des Inhaltsstoffspektrums bei Drogen verschiedener Herkunft, nicht exakt voraussagbar,
- Die Vielfalt der Inhaltsstoffe erfordert einen hohen Kontrollaufwand, die Resultate der Gehalts- oder Wertbestimmung geben dennoch nur ungenügenden Aufschluß über die zu erwartende Wirkung,
- Nebenwirkstoffe können nicht erwünschte Effekte auslösen,
- bei nur bei parenteraler Applikation wirksamen Inhaltsstoffen ist eine Drogenanwendung meistens nicht zweckmäßig,
- durch Wechselwirkung der Inhaltsstoffe in der Droge ist die Stabilität der Wirkstoffe geringer als die von Reinstoffen,
- synthetisch gewonnene Stoffe sind bisweilen billiger als Drogen.

Die Frage, ob eine Droge oder ein Reinstoff eingesetzt werden soll, ist daher von Fall zu Fall zu entscheiden. Einer Mystifizierung der Drogenanwendung als natürlichste Art der Therapie ist entgegenzutreten. Auch Drogen können bei unsachgemäßer Anwendung sehr starke Nebenwirkungen besitzen. Die Empfehlung einer Behandlung lebensgefährlicher Erkrankungen, z. B. von Tumorenleiden, mit „Wunderdrogen" ist verantwortungslos.

# 3. Reine biogene Arzneistoffe

## *3.1. Begriffsbestimmung*

Reine biogene Arzneistoffe (Monosubstanzen) sind chemische Verbindungen, die von lebenden Organismen gebildet wurden oder von ihnen gebildet werden können und die in bestimmter Dosierung am oder im menschlichen oder tierischen Organismus Krankheiten, Leiden oder Körperschäden verhüten, lindern oder beseitigen.

## *3.2. Rolle in biologischen Systemen*

Als biogene Arzneistoffe verwendete Wirkstoffe können vom Standpunkt ihres Produzenten aus Primärstoffe oder Sekundärstoffe sein.

**Primärstoffe** sind am Energie- und Baustoffwechsel des sie bildenden Organismus beteiligte oder nur vorübergehend aus diesen Prozessen ausgeschiedene Stoffe. Zu ihnen gehören funktionelle Zellbestandteile (z. B. Nucleinsäuren, Fermente), strukturelle Bestandteile des Protoplasten (z. B. Struktureiweiße, Membranlipide), Intermediärprodukte des Energie- und Baustoffwechsels (z. B. Aminosäuren, Säuren des Tricarbonsäurecyclus, Fettsäuren, Monosaccharide) und Speicherstoffe (z. B. Stärken, Fette).

**Sekundärstoffe** sind nicht unmittelbar am Energie- und Baustoffwechsel der Zellen beteiligt. Sie gehen aus Primärstoffen, häufig nur in bestimmten Entwicklungsstadien eines Organismus, durch spezielle Syntheseleistungen spezialisierter Zellen hervor. Sie kommen daher nicht bei allen Lebewesen und meistens nicht in allen Zellen und in allen Lebensstadien ihrer Produzenten vor. Sie können, müssen aber nicht, für das Lebewesen, das sie gebildet hat, lebensnotwendig sein. Zu den Sekundärstoffen, von denen über 10000 Vertreter bekannt sind, gehören z. B. Terpene, Polyketide, cyanogene Glykoside, Glucosinolate, Steroidglykoside, Alkaloide, aber auch Hormone.

Sekundärstoffe haben im Laufe der Evolution bestimmte Aufgaben im Organismus des Produzenten (z. B. Hormone, Neurotransmitter) oder bei seiner Wechselwirkung mit der Umwelt (z. B. Allomone) übernommen. Andere sind zu Primärstoffen geworden (z. B. Vitamine, Chlorophylle).

Allomone sind Sekundärstoffe, die ihrem Produzenten bei der Abwehr von Feinden oder bei der Kommunikation mit der Umwelt Nutzen bringen. Zu ihnen gehören die gegen Mikroorganismen gerichteten Antibiotika, Immunglobuline, und Phytoalexine (Allomone, die bei Infektion einer Pflanze gebildet werden), gegen tierische Räuber gerichtete Gifte, zur Anlockung von bestäubenden Insekten dienende Farb- und Duftstoffe der Blüten sowie zum Informationsaustausch zwischen Tieren der gleichen Art dienende Geruchsstoffe (Pheromone).

Da die Allomone im Verlaufe der Evolution hinsichtlich ihrer biologischen Aktivität ständig optimiert wurden, rekrutieren sich aus ihnen viele Arzneistoffe. Die bei der Wechselwirkung mit diesen Stoffen durch die Lebewesen erworbenen Abwehrmechanismen setzen jedoch in vielen Fällen ihre Wirksamkeit herab oder heben sie ganz auf. Beispiele dafür sind die Spaltung des Penicillins durch die Penicillinasen verschiedener Mikroorganismen, des Atropins durch Tropinesterasen bei verschiedenen Tieren oder die Entgiftung vieler Arznei- und Giftstoffe durch Monooxygenasen in der Leber des Menschen.

### 3.3. *Biosynthese*

Die Biosynthese von Primärstoffen erfolgt, enzymatisch katalysiert, in bestimmten Reaktionsräumen lebender Zellen. Die gebildeten Primärstoffe sind entweder Zwischenprodukte in Reaktionscyclen oder Zwischen- bzw. Endprodukte von Reaktionsketten. Ausgangspunkte ihrer Bildung sind bei autotrophen Lebewesen (grüne Pflanzen) anorganische Stoffe ($CO_2$, $H_2O$, $NH_3$ etc.), bei heterotrophen Lebewesen vorwiegend organische Verbindungen, insbesondere Kohlenhydrate und Aminosäuren.

Die Sekundärstoffe gehen aus den Primärstoffen hervor. Sie sind fast stets Endprodukte von Reaktionsketten. Wesentliche Ausgangsprodukte für ihre Biosynthese sind:

– Monosaccharide, z. B. als Bausteine von Polysacchariden der pflanzlichen Zellwände (Cellulose, Hemicellulosen, Pektine, Galaktansulfate), von tierischen Interzellularsubstanzen (Mucopolysaccharide), der Zuckeranteile der Glykoside, von Aminoglykosidantibiotika und von Phenylpropankörpern,
– Aminosäuren, z. B. als Bausteine von Alkaloiden, cyanogenen Glykosiden, Glucosinolaten, Peptidtoxinen, Peptidhormonen und Proteinen mit spezifischen Funktionen (Proteohormone, kontraktile Proteine),
– aliphatische Carbonsäuren, z. B. Essigsäure als Baustein der Polyketide, Terpene und Steroide, Brenztraubensäure als Baustein der Phenylpropankörper, Bernsteinsäure als Baustein einiger Naphthalen- und Anthracenderivate.

Die Biogenese der Sekundärstoffe ist an eine Zellspezialisierung gebunden, die fast stets erst nach Beendigung der Wachstumsphase der Zelle (Trophophase), in der sogenannten Idiophase, erfolgt.

Zu ihrer Biosynthese werden in dieser Phase von der Zelle spezielle Enzyme gebildet, deren Gene im Verlaufe der Evolution aus Duplikaten von Genen für Enzyme des Primärstoffwechsels hervorgegangen sind. Auch eine Genübertragung von Mikroorganismen auf Pflanzen wird diskutiert. Häufig handelt es sich bei diesen Enzymen um Enzymkomplexe (z. B. bei der Biogenese der Polyketide und Peptidantibiotika) oder um membrangebundene Enzyme, die eine an bestimmte Zellkompartimente gebundene Synthese ermöglichen. Während die Enzyme, die die Grundkörper aufbauen, hohe Spezifität besitzen, sind die modifizierenden

Enzyme (z. B. Methyltransferasen, Glykosyltransferasen) von geringer Spezifität.

Sehr viele Sekundärstoffe können, sofern sie nicht an stoffwechselfernen Speicherplätzen abgelagert wurden (z. B. ätherische Öle in den Exkretzellen), sekundär verändert bzw. ganz oder teilweise abgebaut werden. Die in einem Lebewesen vorhandene Sekundärstoffmenge und das Sekundärstoffspektrum sind also stark variabel und Resultierende aus Biosynthese- und Abbauintensität.

Die Erforschung der Biosynthesewege erfolgt heute fast ausschließlich durch Verfütterung von an bestimmten Stellen des Moleküls radioaktiv markierten möglichen Ausgangs- oder Zwischenprodukten an den Produzenten und die Verfolgung des Einbaus dieser Verbindungen in das Endprodukt (Tracer-Technik). Seltener werden, insbesondere bei Mikroorganismen, auch Mutanten eingesetzt, die auf Grund von in der Reaktionskette fehlenden Enzymen erfaßbare Mengen an Zwischenprodukten anreichern (Akkumulatanalyse). Bei Gabe des hinter dem Enzymblock liegenden Zwischenprodukts wird die Biosynthese des Sekundärstoffes wieder möglich (Supplementierungstest). Um Aufschluß über die an der Biosynthese beteiligten Enzyme zu erhalten, können auch zellfreie Enzympräparationen eingesetzt werden.

Da die meisten Sekundärstoffe für die sie produzierende Zelle bzw. den Gesamtorganismus schädlich sind, müssen sie an gesonderten Speicherplätzen stoffwechselfern abgelagert werden. Hydrophile Stoffe (z. B. Glykoside, Alkaloidsalze) werden meistens in der Vakuole, lipophile in gesonderten Exkretzellen deponiert. Bei einigen Sekundärstoffen erfolgt die Speicherung in physiologisch inaktiver Form. Erst bei einer Attacke auf z. B. die Pflanze werden sie aktiviert (z. B. cyanogene Glykoside, Glucosinolate, bisdesmosidische Saponine). Viele Sekundärstoffe verlassen die sie produzierende Zelle und werden in benachbarte Speicherzellen, in Interzellularräume oder in Zellen anderer Organe transportiert. Ort des Vorkommens und der Biosyntheseort sind daher nicht immer identisch. So ist beispielsweise bekannt, daß das Nicotin der Tabakblätter in den Wurzeln gebildet wird.

## *3.4. Gewinnung*

Falls die zu isolierenden Reinstoffe nicht in gelöster Form vorliegen (z. B. in Kulturfiltraten von Mikroorganismen, in Körperflüssigkeiten) ist der erste Schritt ihrer Gewinnung die **Extraktion** der zerkleinerten Droge. Das zu wählende Lösungsmittel soll den gesuchten Reinstoff möglichst quantitativ extrahieren, soll möglichst wenig Begleitstoffe erfassen und darf den zu isolierenden Stoff nicht schädigen. Stoffe, die in der Droge in gebundener Form vorliegen, müssen durch fermentative (gesteuerte Autolyse) oder chemische Prozesse freigesetzt werden. Als Extraktionsmittel für Peptide und Eiweißstoffe werden in der Regel verdünnte wäßrige Salzlösungen gewählt. Bei allen anderen Stoffen wird die Polarität des Lösungsmittels an die Polarität des zu gewinnenden Stoffes angepaßt. Eine erschöpfende, lösungsmittelsparende Extraktion ist durch Soxhlet-Extraktion oder Perkolation möglich. Fetthaltige Drogen werden vor der Extraktion der Wirkstoffe mit einem apolaren Lösungsmittel entfettet. Stark verdünnte Lösungen werden zunächst eingeengt oder die zu isolierenden Stoffe werden aus ihnen durch Adsorbenzien, Ionenaustauscher, Flüssig-Flüssig-Extraktion oder durch Fällung abgetrennt.

An die Extraktion schließt sich die **Stofftrennung** an. Sie kann auf Grund unterschiedlicher chemischer Reaktivität der Stoffe (z. B. Fällung mit chemischen Reagenzien) und/oder unterschiedlichen physiko-chemischen Verhaltens (Flüchtigkeit, Löslichkeit, Adsorptionsfähigkeit, Hydratation) erfolgen. Flüchtige Stoffe werden aus Lösungen meistens durch Destillation abgetrennt. Ihre Mischungen können durch fraktionierte Destillation, im Laboratorium durch präparative Gaschromatographie, aufgetrennt werden. Nichtflüchtige Stoffe fraktioniert man häufig durch Verteilung zwischen nichtmischbaren Lösungsmitteln, bei Vorliegen kleiner Substanzmenge mit Hilfe präparativer chromatographischer (Adsorptions-, Verteilungs-, Ionenaustausch-, Molekülsiebchromatographie) oder elektrophoretischer Verfahren. Eiweißstoffe (z. B. Enzyme) trennt man durch fraktionierte Fällung mit konzentrierten Salzlösungen, kleinere Mengen auch durch Adsorptions-, Ionenaustausch- bzw. Affinitätschromatographie oder Elektrophorese.

Die **Reinigung** der isolierten Stoffe kann durch Umkristallisieren oder Behandlung mit Adsorbenzien erfolgen. Makromolekulare Stoffe (z. B. Enzyme) werden von kleinmolekularen durch Dialyse befreit. Eine schonende Art der Befreiung von wäßrigen Lösungsmitteln ist die Lyophilisation.

Eine Reihe von reinen biogenen Arzneistoffen kann auch durch **Vollsynthese** (z. B. Ephedrin, Chloramphenicol, Coffein, Theophyllin, Biotin, Riboflavin, einige Peptidhormone) oder ausgehend von anderen Naturstoffen durch **Halbsynthese** (Partialsynthese) gewonnen werden (z. B. Menthol aus Thymol, Kampfer aus α-Pinen, Codein aus Morphin, Sorbitol aus Glucose, Vitamin $D_2$ aus Ergosterin, Steroidhormone aus Sterolen oder Steroidsapogeninen).

## 3.5. *Kontrolle*

Die Kontrolle und Standardisierung erfolgt bei den meisten reinen biogenen Arzneistoffen wie bei den Synthetika durch **physikalische bzw. physikalisch-chemische Methoden**. Zur ersteren gehören Bestimmungen des Schmelzbereiches, der Erstarrungstemperatur, des Siedebereiches, der Dichte, des Brechungsindex, der optischen Drehung, der Absorption elektromagnetischer Wellen (UV, IR, Licht), des chromatographischen (insbesondere DC, Gaschromatographie, HPLC) und des polarographischen Verhaltens. Bei den **chemischen Verfahren** handelt es sich vorwiegend um Farb- oder Fällungsreaktionen zur Ermittlung der Identität oder zur Reinheitsprüfung und um maßanalytische, gravimetrische oder kolorimetrische Methoden zur Gehaltsbestimmung.

In einigen Fällen können jedoch auch **biologische Prüfungen** durchgeführt werden. Eine Reihe von Antibiotika werden durch Ermittlung der durch sie ausgelösten Hemmung des Wachstums von Testkeimen identifiziert (z. B. Benzylpenicillin, AB-DDR) oder quantitativ bestimmt (z. B. Oxytetracyclindihydrat, Neomycinsulfat, Polymyxin-B-Sulfat, Erythromycin, AB-DDR bzw. Ph. Eur.). Auch Hormone, insbesondere Peptidhormone, werden einer biologischen Wertbestimmung unterworfen. Bei Insulin können die durch die Substanz ausgelöste Senkung des Blutzuckerspiegels beim Kaninchen oder der auftretende hypoglykämische Schock zur Gehaltsermittlung ausgenutzt werden (AB-DDR, Ph. Eur.). Weitere mit biologischen Verfahren bestimmbare Hormone sind u. a. Thyreotropin (CM-RGW), Folliculotropin, Choriongonadotropin, Somatotropin (alle AB-DDR) und Corticotropin (CM-RGW, Ph. Eur.). Zur Feststellung von Enzymaktivitäten wird in der Regel der nach einer festgelegten Zeit meßbare Substratverbrauch bzw. die Produktbildung ermittelt (gestoppter Test) oder es wird der Reaktionsverlauf kontinuierlich spektrophotometrisch (insbesondere bei Beteiligung von $NAD/NADH_2$ an der Reaktion) oder potentiometrisch verfolgt (kinetischer Test).

## 3.6. *Wirkstoffsuche*

Die Pharmakognosie ist eine der ältesten Wissenschaften und sicher die älteste Wissenschaftsdisziplin der Arzneiwissenschaft. Bei der Erprobung der Genießbarkeit von Pflanzen oder bei der Verwendung von Blättern oder Blattbreien zum Bedecken von Wunden beobachteten unsere Vorfahren bereits im Frühstadium der Menschwerdung ungewollt auffallende pharmakologische Wirkungen, z. B. abführende bzw. wundreinigende (antibiotische) Effekte, die sie zur Behandlung von Erkrankungen einzusetzen lernten. Um die für Heilbehandlungen erforderlichen Pflanzenteile stets vorrätig zu haben, wurden sie durch Trocknen konserviert. Später wurde durch Heilkundige (z. B. „Medizinmänner") bewußt nach Arzneipflanzen gesucht.

Bemühungen, das wirksame Prinzip zu extrahieren und anzureichern, setzten ebenfalls sehr früh ein. Die Forderung von PARACELSUS (1493–1541), die Wirkstoffe von Arzneipflanzen zu isolieren, die zur Entwicklung der Iatrochemie beitrug, führte zu einer Intensivierung dieser Versuche. Vor allem die Destillierkunst wurde in ihren Dienst gestellt. Viele flüchtige Stoffe, z. B. ätherische Öle, Bernsteinsäure, Benzoesäure, Kampfer und Thymol wurden erhalten. Erst zu Beginn des 19. Jahrhunderts war die Chemie weit genug, die Ära der Isolierung von reinen, nun auch nichtflüchtigen Wirkstoffen aus Drogen einzuleiten. Ein entscheidender Durchbruch war die Gewinnung des Morphins (1806 durch SERTÜRNER) aus Opium.

Während man früher zur **Stofftrennung** Unterschiede der Stoffe in der Löslichkeit, im Verteilungsverhalten zwischen nicht mischbaren Lösungsmitteln, in der Flüchtigkeit und in der chemischen Reaktivität (Fällungsreaktionen) ausnutzte, benutzte man seit Mitte unseres Jahrhunderts die Chromatographie, zunächst mit Papier als Trägermaterial. Die modernen chromatographischen Verfahren (DC, GC, HPLC, DCCC, RLCC) erlauben eine rasche Trennung auch sehr komplizierter Stoffgemische, bei der Stoffmengen erhalten werden können, die eine pharmakologische Untersuchung und eine Strukturaufklärung ermöglichen.

Die **Strukturaufklärung** erfolgte zunächst nur mit chemischen Methoden, d. h. durch Elementaranalyse, Ermittlung funktioneller Gruppen auf Grund des chemischen Verhaltens sowie der Derivatisierung und durch partiellen Abbau zu bekannten Verbindungen.

Sie war häufig eine Lebensaufgabe. Durch Indienststellung physikalischer Verfahren für diesen Zweck in der Mitte unseres Jahrhunderts wurde die Strukturaufklärung wesentlich erleichtert. Die Mitteilung über die Isolierung eines neuen Naturstoffes wird heute häufig zusammen mit seiner Strukturformel publiziert. Es sind besonders Ultraviolettspektroskopie, Infrarotspektroskopie, Kernresonanzspektroskopie, Massenspektrometrie und Röntgenstrukturanalyse, die diese Revolution ermöglichten.

Bereits bei der Wirkstoffisolierung ist auch eine **pharmakologische Testung** erforderlich. Gehen beide Prozesse Hand in Hand, d. h. wird jede im Verlaufe der Trennung anfallende Fraktion auf ihre pharmakologische Wirkung untersucht, erhöht sich die Chance, den Hauptwirkstoff zu fassen. Dieser Wirkstoff wird nun einer vertieften pharmakologischen und toxikologischen Untersuchung unterworfen und im Falle eines positiven Ausganges der klinischen Testung zugeführt.

**Quellen** für neue Wirkstoffe sind die in Therapie und Volksmedizin (Ethnomedizin) angewendeten Drogen. Sie sind auch heute keineswegs erschöpft. Sehr viele in der Schulmedizin oder Volksmedizin der Völker Mitteleuropas, insbesondere aber bei den sogenannten Naturvölkern verwendete Drogen, haben ihre Geheimnisse noch nicht preisgegeben.

Auch manche biogenen Gifte (z. B. Curare, Strophanthus) sind in die Therapie eingegangen. Aus dieser Quelle sind ebenfalls noch viele neue Arzneistoffe zu erwarten.

Erst in den letzten Jahrzehnten hat man begonnen, da wo einfache Testsysteme zur Verfügung standen, biogene Materialien und Reinstoffe in großem Umfange ungezielt auf pharmakologische Wirkungen zu untersuchen (**Screening-Untersuchungen**). Auf diese Weise wurde die Zahl der bekannten Antibiotika enorm bereichert. Viele Cytostatica wurden gefunden.

Die Wirkstoffsuche hat nicht nur zu einer sehr großen Zahl therapeutisch einsetzbarer biogener Reinstoffe geführt, sondern auch der pharmazeutischen Synthese entscheidende Anreize gegeben. Sie war und ist bemüht, biogene Wirkstoffe durch synthetische Abwandlungen zu optimieren (z. B. durch Umwandlung der Mutterkorn-Alkaloide in die weniger toxischen Dihydro-Derivate) und sie als Leitsubstanzen für die Synthese neuer Arzneistoffe zu nutzen (z. B. die Salix-Glykoside bei der Entwicklung der Acetylsalicylsäure).

# 4. Mikroorganismen als Lieferanten von Arzneistoffen

## 4.1. *Systematischer Überblick*

Mikroorganismen sind eine Gruppe von Lebewesen sehr unterschiedlicher systematischer Stellung. Sie sind einzellig oder sie bestehen aus Verbänden von Zellen, die keine gemeinsamen Zellwände besitzen und die sich nicht oder nur wenig voneinander unterscheiden. Zu ihnen gehören alle Prokaryonten (Bakterien im weitesten Sinne sowie Cyanobakterien) und mikrobielle Eukaryonten (Algen, Pilze, Protozoen). Auch die Viren, die als nichtzelluläre Partikel außerhalb aller Gruppen von Lebewesen stehen, sind Gegenstand der Mikrobiologie.

Die wichtigsten Lieferanten pharmazeutisch bedeutender Stoffe sind die Bakterien und die Schlauchpilze. Eine Auswahl wichtiger, zur industriellen Stoffproduktion eingesetzter Organismen sind in Tabelle 1 aufgeführt. Außer von diesen in der Produktion bewährten Arten werden die genannten Primärstoffe (Aminosäuren, Vitamine, organische Säuren, Ethanol, Essig, Milchsäure und Fermente) auch von vielen anderen Mikroorganismen ausgeschieden. Bemerkenswert ist, daß auch eine Reihe kompliziert gebauter

Tabelle 1
Mikrobielle Produzenten pharmazeutisch bedeutender Stoffe

| Organismus (Klasse, Ordnung, Art) | Produkte |
|---|---|
| **Bakterien** *(Schizomycetes)* | |
| *Pseudomonales* | |
| *Acetobacter*-Arten | Essigsäure |
| *Eubacteriales* | |
| *Corynebacterium glutamicum* | Glutaminsäure, Lysin |
| *Streptococcus*-, *Lactobacillus*-Arten | Milchsäure |
| β-hämolysierende *Streptococcus*-Arten | Streptokinase, Streptodornase |
| *Leuconostoc mesenteroides*, *L. dextranicum* | Dextran |
| *Ashbya gossypii*, *Eremothecium ashbyii* | Vitamin $B_1$ |

Tabelle 1 (Fortsetzung)

| Organismus (Klasse, Ordnung, Art) | Produkte |
|---|---|
| *Bacillus megatherium*, *Propionibacterium*-Arten | Vitamin $B_{12}$ |
| *Bacillus brevis*, *B. licheniformis*, *B. polymyxa* | Peptidantibiotika (Tyrocidine, Gramicidine, Bacitracine, Polymyxine) |
| *Bacillus subtilis* | Penicillinase |
| *Escherichia coli* | Penicillinacylase |
| *Actinomycetales* | |
| *Nocardia mediterranei* | Rifamycine |
| *Streptomyces*-, *Micromonospora*-Arten | Aminoglykosidantibiotika (z. B. Streptomycine, Kanamycine, Neomycine, Gentamicine) |
| *Streptomyces venezuelae* | Chloramphenicol |
| *Streptomyces aureofaciens*, *S. rimosus* | Tetracycline |
| *Streptomyces lincolnensis* | Lincomycin |
| *Streptomyces sphaeroides*, *S. niveus* | Novobiocin |
| *Streptomyces alboniger* | Puromycin |
| *Streptomyces verticillus* | Bleomycine |
| *Streptomyces*-Arten | Macrolidantibiotika, Actinomycine, Anthracycline, Mitomycin C |
| **Schlauchpilze** *(Ascomycetes)* | |
| *Saccharomycetales* | |
| *Saccharomyces*-Arten, *Candida utilis* | Ethanol, Ergosterol |
| *Plectascales* | |
| *Aspergillus oryzae*, *A. niger* | α-Amylase, Glucoamylase |
| *Aspergillus niger* | Lipasen, Pektinasen, Proteasen, Citronensäure, Gluconsäure |
| *Penicillium chrysogenum*, *P. notatum* | Penicilline |
| *Penicillium patulum*, *P. nigricans* | Griseofulvin |
| *Clavicipitales* | |
| *Claviceps*-Arten | Mutterkornalkaloide |
| **Imperfekte Pilze** *(Deuteromycetes)* | |
| *Moniliales* | |
| *Cephalosporium acremonium* | Cephalosporin C |

Sekundärstoffe bei oft nicht verwandten Gattungen vorkommen. Diese Tatsache spricht für einen interspezifischen Gentransfer. Neben den genannten werden zahlreiche andere Mikroorganismen als Antigene in der Impfstoff- und Immunserumproduktion (Bd. III), als Helfer bei Arzneistoffhalbsynthesen (4.2.4.) und als Objekte der Gentechnologie (4.2.3.) verwendet.

## 4.2. *Biotechnologie*

### 4.2.1. *Gewinnung mikrobieller Produzenten*

Die Auffindung mikrobieller Produzenten erfolgte zunächst zufällig (z. B. Entdeckung von Ethanolbildnern zur Herstellung alkoholischer Getränke, von Milchsäurebildnern zur Sauergemüseproduktion, aber auch von Penicillinbildnern durch FLEMING, 1928). Heute wird aktiv nach ihnen gefahndet (**Screening**). Das geschieht, indem aus natürlichen Quellen isolierte oder bereits als Reinkulturen in Stammsammlungen vorhandene Keime auf ihre Produktbildung hin untersucht werden. Die Untersuchung muß mit empfindlichen, aber einfachen Methoden erfolgen, die einen hohen Durchsatz erlauben. Bei der Suche nach Antibiotikabildnern beispielsweise wird das Kulturfiltrat oder ein Zellhomogenat auf seine Fähigkeit untersucht, das Wachstum von Testkeimen, die zur Steigerung der Empfindlichkeit oft vorgeschädigt wurden, zu verhindern (Diffusionstest). Kolonien von Vitamin-$B_2$-Bildnern erkennt man leicht an der Farbe oder Fluoreszenz des Produktes.

Die auf diese Weise erhaltenen Wildstämme, die häufig nur geringe Produktausbeuten liefern, sind Ansatzpunkte für die weitere **Optimierung**. Sie erfolgt durch Erzeugung von Mutanten mit Hilfe chemischer Mutagene oder durch Röntgen- bzw. UV-Bestrahlung. Durch die Mutation werden entweder Regulatorgene zerstört, die eine für den Organismus unter natürlichen Bedingungen unökonomische Überproduktion von Primär- oder Sekundärstoffen verhindern oder es werden Strukturgene ausgeschaltet, die beispielsweise Fermente codieren, die die weitere Umsetzung des gewünschten Stoffes oder seiner Vorstufen zu nicht erwünschten Produkten bewirken. Im Anschluß an die Behandlung mit Mutagenen muß eine Selektion der Mutanten erfolgen, d. h., es müssen Reinkulturen angelegt und ihre Produktausbeuten untersucht werden.

### *4.2.2. Kulturverfahren*

**Mikrobiologisches Ausgangsmaterial** der Fermentationsansätze (Fermentation hier: mikrobielle Produktsynthese im industriellen Maßstabe) sind Stammkulturen von Produktionsstämmen. Um Degenerationserscheinungen bei häufigem Überimpfen der Mikroorganismen zu vermeiden, werden sie meistens im konservierten Zustand aufbewahrt (Sporenverreibungen mit Sand, in Gegenwart von Schutzflüssigkeiten lyophylisierte, also trockene oder in Dimethylsulfoxidlösungen eingefrorene, bei −190 °C gelagerte Keime). Diese Stammkulturen werden stufenweise in immer größere Nährlösungsmengen überimpft, die schließlich zur Beimpfung der Produktionsansätze dienen.

Die Fermentation erfolgt fast immer in flüssigen Substraten. Als **Nährstoffe** werden relativ billige C-Quellen (Glucose, Saccharose, Melasse, Molke, Sufitablauge) und N-Quellen (Maisquellwasser, Preßrückstände der Soja- oder Baumwollölproduktion, Malzextrakt) eingesetzt. Durch Zusatz von organischen (z. B. Vitaminquellen) und anorganischen Wachstumsfaktoren (Spurenelemente) bzw. von Vorstufen (Präkursoren) der gewünschten Produkte sowie durch optimale pH-Führung können Wachstum und Produktausbeute verbessert werden.

Die **Kultivierung** erfolgt meistens diskontinuierlich (sogenannte, batch-Kultur: Kulturansatz, Wachstum, Produktbiosynthese, Produktisolierung), da fast alle gewünschten Produkte erst nach Beendigung der Wachstumsphase gebildet werden. Kontinuierliche Kultur (nach einmaligem Ansetzen ständige Zufuhr von Nährlösung und Entnahme von Produkten) ist heute leider nur in wenigen Fällen möglich (Futterhefegewinnung, Essigproduktion). Bei der Kultivierung auf flüssigen Substraten wachsen die Mikroorganismen entweder an der Oberfläche (Emerskultur) oder sie flottieren in der Lösung (Submerskultur). Bei Submerskulturen muß gerührt und belüftet werden. Die Emerskultivierung erfolgt in flachen Glas- oder Metallbehältern, die Submerskultivierung in geschlossenen Tanks (Fermentern) aus rostfreiem Stahl mit Rauminhalt bis zu 500000 l. Nach der Fermentation werden bei den Submersverfahren die Mikroorganismen durch Zentrifugation oder Vakuumrotationsfiltration entfernt. Zur Stoffgewinnung siehe 3.4.

### 4.2.3. *Genetische Programmierung*

Durch Einführung fremder DNA in das genetische Material können Mikroorganismen veranlaßt werden, fremde Peptide oder Proteine zu bilden. Solche Verbindungen von pharmazeutischem Interesse, deren Produktion mit Hilfe von Mikroorganismen versucht wird bzw. schon möglich ist, sind z. B. Insulin, menschliches Wachstumshormon, Somatostatin, $\beta$-Endorphin, Interferone, Gewebetyp-Plasminogenaktivator und bakterielle sowie virale Proteine, die als Impfstoffe in Betracht kommen können.

Erste Aufgabe der sogenannten Gentechnik ist die **Erzeugung von DNA**, die die Information für das Zielpeptid enthält. Das ist für kurze DNA-Moleküle auf chemischem Wege möglich. Auf diese Weise wurden die DNA-Moleküle für die A- und B-Kette des Insulins erhalten. Für längere DNA-Moleküle wählt man einen anderen Weg. Man isoliert aus funktionsspezialisierten menschlichen oder tierischen Zellen, die das Zielpeptid in großer Menge produzieren, die entsprechende m-RNA. Die Abtrennung von anderen m-RNA-Species erfolgt mit Hilfe der Affinitätschromatographie an Säulen, in denen kurze Nucleinsäurestücke mit einer der gewünschten m-RNA komplementären Sequenz, an Träger fixiert, enthalten sind. Die gewonnene m-RNA wird als Matrize für eine in-vitro-DNA-Synthese genutzt, die mit Hilfe bestimmter Enzyme (Revertasen) möglich ist. Die erhaltene, der m-RNA komplementäre DNA (sogenannte c-DNA) wird an den Kettenenden chemisch oder enzymatisch um einige Nucleotide verlängert. Das geschieht, um ihre Einpassung in die DNA der Mikroorganismen zu erleichtern und die Information für bestimmte Aminosäuren (z. B. Methionin) anzufügen, die später für das Herausschneiden des gebildeten Zielpeptids aus Eiweißen der Mikroorganismen nötig sind.

Die zweite Aufgabe ist das **Einschleusen der DNA**. Dazu bedient man sich als Vektoren (Überträger) der Plasmide. Plasmide sind ringförmige, doppelsträngige DNA-Moleküle der Bakterien, die außerhalb des Kernäquivalents liegen. Sie stellen eine Genreserve für Notfälle dar. So sind auf ihnen Gene für Enzyme vorhanden, die Antibiotika entgiften, selten auftretende Substrate abbauen oder Abwehrstoffe bilden können. Diese Plasmide werden isoliert und mit speziellen Enzymen (Restriktionsendonucleasen, Restrictasen) aufgeschnitten. Dabei entstehen überlappende Enden. Die erzeugte DNA wird nun mit Hilfe anderer Enzyme (Ligasen) in die Plasmide eingebaut. Diese Hybrid-Plasmide werden in die Mikroorganismen eingeschleust.

Die nächste Aufgabe ist die **Selektion der Rekombinanten** (Organismen mit neuen Genkombinationen). Sie kann erfolgen, indem man Milieubedingungen schafft, in denen nur die Organismen überleben können, die ein Plasmid aufgenommen haben (z. B. Antibiotikazugabe, Angebot eines ungewöhnlichen Substrats als einzige Energiequelle, dessen enzymatischer Abbau nur mit plasmidcodierten Enzymen erfolgen kann). Da natürlich auch „mißlungene Hybrid-Plasmide" angeboten wurden, ist nachfolgend noch ein Feinscreening nötig. Die so erhaltenen Produktionsstämme werden unter geeigneten Bedingungen kultiviert (4.2.2.).

Der letzte Schritt ist die **Isolierung des Produktes.** Wurde die erzeugte DNA mitten in ein Gen für ein mikrobielles Protein inseriert, entsteht ein sogenanntes Fusionsprotein, bestehend aus dem mikrobiellen Proteinmolekül, in dessen Kette das Zielpeptid eingefügt ist. Das Herausschneiden erfolgt mit chemischen Methoden an vorprogrammierten Bruchstellen (z. B. Spaltung mit Bromcyan durch Elimination von Methioninresten). Liegt die inserierte Fremd-DNA außerhalb eines Gens, wird das Zielpeptid unmittelbar erhalten (allerdings wie die meisten Bakterienproteine mit einem N-terminalen Methioninrest).

Die Produktion des Human-Insulins, das bereits seit 1982 im Handel ist, erfolgt mit Hilfe von zwei *Escherichia-coli*-Stämmen, einen für die A-, einen zweiten für die B-Kette. Beide Ketten werden nach ihrer Isolierung mit chemischen Methoden über zwei S-S-Brücken vereinigt.

### *4.2.4. Halbsynthesen*

Halbsynthesen sind Synthesen, die ausgehend von biogenen Verbindungen über eine oder wenige Zwischenprodukte zum gewünschten Endprodukt führen. Sie werden gewöhnlich mit chemischen Mitteln durchgeführt. Aber auch Mikroorganismen oder aus ihnen isolierte Enzyme lassen sich vorteilhaft als Katalysatoren einsetzen. Sie ermöglichen die Durchführung von Umsetzungen bei milden Reaktionsbedingungen (Temperatur, pH), die erfolgenden Veränderungen am Ausgangsmolekül sind stereo- und positionsspezifisch und die Ausbeuten sind sehr hoch.

Eine besondere Rolle spielen Mikroorganismen bei der **Halbsynthese von Steroidhormonen.** Die dabei eingesetzten Mikroorganismen sind *Schizomycetes* (Bakterien), *Zygomycetes* (eine Klasse niederer Pilze), *Ascomycetes* (Schlauchpilze), *Basidiomycetes* (Ständerpilze) und *Deuteromycetes* (imperfekte Pilze). Sie werden nach Anzucht für einige Tage mit einer Lösung des umzusetzenden Steroids in Kontakt gebracht oder man fixiert sie an unlösliche polymere Trägermaterialien (z. B. Polyacrylamide) und läßt sie auf diese Weise, verpackt in Säulen, mit der hindurchfließenden Steroidlösung reagieren. Der in der Steroidhormonproduktion zur Verfügung stehende mikrobielle „Reagenziensatz" erlaubt heute die Durchführung fast aller hierzu erforderlichen Reaktionen, z. B. Abbau der Seitenkette der als Ausgangsmaterial verwendeten Sterole (Cholesterol, Sitosterol, Stigmasterol) oder Sapogenine (Diosgenin), positionsspezifische Hydroxylierungen (z. B. von Progesteron zu 11$\beta$-Hydroxyprogesteron bei der Cortisonsynthese), Hydrierungen von Carbonylgruppen zu Hydroxygruppen, Dehydrierungen von Hydroxygruppen zu Ketogruppen und die Einführung bzw. Hydrierung von Doppelbindungen.

Auch bei der **Herstellung synthetischer Analoga von Antibiotika** werden Mikroorganismen eingesetzt. So kann beispielsweise die zur Produktion der halbsynthetischen Penicilline notwendige 6-Aminopenicillansäure durch Behandlung von Penicillin G mit abgetöteten Zellen von *Escherichia coli* erzeugt werden. Ampicillin wird aus 6-Aminopenicillansäure und Phenylglycinmethylester mit Hilfe von *Pseudomonas melanogenum* erhalten.

Ebenfalls von großer Bedeutung ist die Umwandlung von D-Sorbit in L-Sorbose durch *Acetobacter suboxydans* im Verlaufe der **Synthese von Ascorbinsäure**. Auch die sich anschließenden Schritte können mit Hilfe von *Gluconobacter melanogenum* und einer *Pseudomonas*-Art durchgeführt werden.

Eine stereospezifische **Synthese von Ephedrin** ist ebenfalls mit Hilfe von Mikroorganismen möglich.

Viele andere Transformationen von Naturstoffen durch Mikroorganismen sind bekannt, werden aber noch nicht industriell genutzt.

## 5. Pflanzen als Lieferanten von Arzneistoffen

### *5.1. Taxonomie und Chemotaxonomie*

Aufgaben der **Taxonomie** sind Beschreibung und Benennung von Lebewesen, ihre Zusammenfassung in Gruppen auf Grund gemeinsamer Merkmale sowie möglicher Verwandtschaftsbeziehungen und Einordnungen dieser Gruppen in ein natürliches System. Der Begriff Taxonomie wird von den meisten Autoren synonym mit dem Begriff Systematik gebraucht.

Zur **Beschreibung** werden vor allem morphologische, aber auch anatomische, karyologische, physiologische und chemische Merkmale benutzt. Das charakteristische Ausbreitungsgebiet (Areal), in dem ein Lebewesen vorkommt und die Gemeinschaft, in der es lebt (Biozönose), sind ebenfalls als Merkmale zu werten.

Die **Benennung** erfolgt mit Hilfe der sogenannten binären Nomenklatur durch den Gattungs- und Artnamen. Bei Bastarden verschiedener Arten wird das Zeichen $\times$ vor den Artnamen gestellt. Zur eindeutigen Kennzeichnung und zur Würdigung des Erstbeschreibers des Lebewesens ist der Zusatz des Autornamens (bzw. der Autornamen), meistens in abgekürzter Form üblich. Autornamen in Klammern deuten auf den Autor des Basionyms (Grundnamen, vergeben durch den Erstbeschreiber), solche nach einer Klammer auf den Autor hin, der eine Umbenennung vorgenommen hat. Autorangaben sind in der wissenschaftlichen Literatur über Pflanzen immer üblich, bei Tieren werden sie selten und bei Mikroorganismen fast nie verwendet.

Die **Gruppierung** erfolgt in nach Rangstufen geordneten taxonomischen Kategorien (Sippen, bei vielen Autoren gleichbedeutend mit Taxa, Singular Taxon). Diese Kategorien sind (geordnet nach fallender Rangstufe): Reich, Abteilung (bei Tieren Stamm), Klasse, Ordnung, Familie, Gattung (oder Genus) und Art (oder Species). Sie können weiter untergliedert werden: Abteilungen, Klassen und Ordnungen in Unterabteilungen, Unterklassen und Unterordnungen, Familien in Tribus, Gattungen in Sektionen und Serien, Arten in Unterarten (subspecies, ssp.), Varietäten (varietates, var.) und Formen (formae, f.). In Kultur entstandene Varietäten werden als Sorten oder Cultivare (cv., von cultivated variety) bezeichnet. Sie erhalten Namen aus einer lebenden Sprache. Sorten mit gemeinsamen Merkmalen werden als Convarietäten (conv.) zusammengefaßt (Tab. 2).

Die Zahl der übereinstimmenden Merkmale der Lebewesen einer taxonomischen Kategorie nimmt mit deren absteigender Rangstufe zu.

Durch Neueinordnung in andere Sippen auf Grund neuer Erkenntnisse über die verwandtschaftlichen Beziehungen und durch Umbenennungen in Berücksichtigung des Prioritätsprinzips (gültig ist der vom Erstbeschreiber gegebene Name) haben sich die wissenschaftlichen Bezeichnungen eines Lebewesens

Tabelle 2

Beispiel für die Einordnung einer Pflanze in wichtige Rangstufen der taxonomischen Kategorien

| Taxonomische Kategorie | Taxonomische Einheiten (Taxa, Sing. Taxon) | |
|---|---|---|
| | lateinische Bezeichnung | deutsche Bezeichnung |
| Art | *Chamomilla recutita* (L.) RAUSCHERT (Synonym: *Matricaria chamomilla* L.) | Echte Kamille |
| Gattung | *Chamomilla* | Kamille |
| Familie | *Asteraceae* (Synonym: *Compositae*) | Korbblütengewächse |
| Ordnung | *Asterales* | Asternartige |
| Klasse | *Dicotyledoneae* | Zweikeimblättrige |
| Unterabteilung | *Angiospermae* | Bedecktsamer |
| Abteilung | *Spermatophyta* | Samenpflanzen |

oft geändert. Dieser Prozeß ist keineswegs abgeschlossen. Nicht mehr gültige Namen werden als Synonyme bezeichnet.

Ein Teilgebiet der Taxonomie, die **Chemotaxonomie**, verdient die besondere Aufmerksamkeit des Pharmazeutischen Biologen. Diese Disziplin hat sich die Aufgabe gestellt, durch die Untersuchung chemischer Merkmale von Lebewesen verwandtschaftliche Beziehungen aufdecken zu helfen. Als chemische Merkmale werden dabei das Vorkommen von Primärstoffen und Sekundärstoffen genutzt.

Von den **Primärstoffen** werden besonders Proteine, Speicherstoffe und Zellwandbausteine als Merkmalsträger untersucht. Die Struktur von Proteinen (und damit auch ihr Verhalten gegenüber Immunseren: Serodiagnostik) hat sich im Verlaufe der Evolution verändert. Übereinstimmung der Aminosäurereste eines phylogenetisch gleichen Eiweißstoffes (z. B. des Cytochrom C) in möglichst vielen Positionen deutet auf nahe Verwandtschaft hin. Cytochrom C der Bäckerhefe und des Menschen weichen in 45 Positionen, die des Rhesusaffen und des Menschen in einer Position voneinander ab.

Auch hinsichtlich der **Sekundärstoffe** zeigen verwandte Lebewesen oft große Ähnlichkeit. Beispielsweise treten nur bei Vertretern der Pflanzenunterklasse der *Magnoliidae* (zu denen z. B. die *Papaverales* gehören) Benzylisochinolin-Alkaloide auf. Diese

Pflanzen stammen offenbar von gemeinsamen Vorfahren ab. Hingegen kommt Nicotin bei sehr vielen Pflanzenfamilien vor, die nicht miteinander verwandt sind (z. B. bei *Lycopodium* und *Nicotiana*). Die Ursache ist darin zu suchen, daß die Zahl der zur Biosynthese der Benzylisochinolinalkaloide notwendigen Schritte größer ist als die zur Biosynthese des Nicotins. Damit ist die Wahrscheinlichkeit der „Mehrfacherfindung" der Bildung der erstgenannten Stoffe geringer als die der zweitgenannten. Das Auftreten der Substanzklassen mit einfachem Biosyntheseweg ist daher häufiger zu erwarten als das von denen mit einem komplizierten Biogeneseweg (Häufigkeitsregel nach PAECH). Solche erratisch vorkommenden Verbindungen sind z. B. auch Cardenolide, Saponine und Purinalkaloide.

Weiter kompliziert werden die Verhältnisse durch das Auftreten von Konvergenzen und Homologien. **Konvergente Bildungen** sind solche strukturell ähnlichen Stoffe, die auf verschiedenen Wegen entstanden sind, z. B. die Anthracenderivate, die bei *Rheum* aus Acetateinheiten und bei *Rubia* aus Shikimisäure, einem $C_3$-Körper und einem Hemiterpenrest, hervorgehen. Sie sagen nichts über die Verwandtschaft aus. **Homologe Bildungen** sind auf ähnlichen Wegen entstandene strukturell voneinander abweichende Stoffe. So ist beispielsweise die biogenetische Verwandtschaft der Monoterpen-Indol-Alkaloide und der Chinolin-Alkaloide nicht ohne weiteres erkennbar.

Hingegen ist das Fehlen der Fähigkeit zur Bildung von Verbindungen einer bestimmten für die Gruppe typischen Sekundärstoffklasse bei einigen Sippen verwandter Lebewesen durch eine **Defektmutation** erklärbar. Es schließt diese Vertreter nicht aus der Verwandtschaft aus.

Für uns von besonderem Interesse sind die **Nutzanwendungen der Chemotaxonomie** für die Pharmazeutische Biologie. Sie hilft:

- die Kenntnisse über bestimmte Wirkstoffgruppen zu erweitern, indem sie uns beispielsweise sagt, wo wir mit großer Wahrscheinlichkeit derartige Stoffe finden können (z. B. Polyine bei noch ununtersuchten *Apiales*, *Asterales* und *Campanulales*);
- sie erleichtert uns die Suche nach neuen Quellen für bekannte biogene Arzneistoffe;
- sie warnt uns vor Fehlschlüssen bei der Auffindung von Vertretern bestimmter Stoffgruppen an ungewöhnlichen Stellen des Pflanzenreiches (z. B. bei der Auffindung von Emetin in *Hedera helix*);

- sie hilft uns bei der Strukturaufklärung neuer Wirkstoffe (z. B. sollte man prüfen, ob das neu gefundene Solanaceen-Alkaloid einen Tropangrundkörper hat);
- sie ermöglicht auch die Identifizierung von Drogen und die Feststellung von Verfälschungen bzw. Verunreinigungen anhand typischer chemischer Merkmale.

Dogmatische Anwendung der chemotaxonomischen Erkenntnisse kann allerdings auch zum Hemmschuh werden.

### *5.2. Variabilität*

Die chemischen Merkmale der Vertreter einer Pflanzenart können sehr unterschiedlich sein. Damit zeigen auch Menge und Zusammensetzung der Wirkstoffe von Arzneipflanzen eine große intraspezifische Variationsbreite. Beispielsweise kann der Gehalt der Fenchelfrüchte an ätherischem Öl zwischen 1,3 und 7,2% liegen und sein Anteil an Fenchon 0—25% betragen.

Die Variabilität ist durch Umwelteinflüsse, den Entwicklungszustand der Pflanze zum Zeitpunkt der Untersuchung oder/und durch ihre genetischen Eigenschaften bedingt.

Als **Umwelteinflüsse** kommen insbesondere in Betracht Lichtqualität und -quantität, Temperatur, Niederschlagsmenge, physikalische sowie chemische Eigenschaften des Bodens und Streßfaktoren (z. B. Befall durch Mikroorganismen oder Insekten). Diese Milieubedingungen können alle Merkmale, die chemischen eingeschlossen, innerhalb einer genetisch vorgegebenen Reaktionsbreite modulieren.

Auch der **Entwicklungszustand** beeinflußt Wirkstoffmenge und -zusammensetzung erheblich. So weisen z. B. aus jungen Blättern der Pfefferminze erhaltene ätherische Öle einen wesentlich höheren Gehalt an qualitätsminderndem Menthofuran auf als die aus alten Blättern.

Obwohl Pflanzen mit vielen Merkmalsgemeinsamkeiten, wie sie in einer Art zusammengefaßt sind, auch genetisch ähnlich sein müssen, darf dennoch die **intraspezifische genetische Variabilität** nicht übersehen werden. Dabei sind die genetischen Abweichungen der einzelnen Pflanzenindividuen voneinander von geringem Interesse, da Gemische vieler Pflanzen zur Drogengewinnung herangezogen werden. Wesentlicher sind genetische Unterschiede zwischen verschiedenen Pflanzenkollektiven, die nur dann sichtbar werden können, wenn diese Kollektive durch

Besiedlung räumlich getrennter Areale an der genetischen Durchmischung gehindert werden. So dürften zwischen zwei Pflanzenpopulationen einer Art an benachbarten Standorten kaum genetische Unterschiede bestehen, große jedoch zwischen denen der gleichen Art aus verschiedenen Regionen der Erde.

Kommt die intraspezifisch genetische Variabilität in sicher abgrenzbaren morphologischen Unterschieden zum Ausdruck, wird die Art weiter in Unterarten und Varietäten untergliedert. Trifft die Variabilität nur auf chemische Merkmale zu, kann dann, wenn Populationen mit deutlich voneinander abgrenzbaren Inhaltsstoffspektren auftreten, die ein eigenes geographisch oder ökologisch abgegrenztes Areal besiedeln, von chemischen Rassen gesprochen werden. Sind bei abweichenden chemischen Eigenschaften nicht alle genannten Bedingungen erfüllt oder bekannt, die an eine Abgrenzung als chemische Rasse gestellt werden müssen, spricht man von chemischen Varianten (Chemodemen, Chemotypen).

Diese Variabilität der Arzneipflanzen spiegelt sich natürlich auch in den aus ihnen gewonnenen Drogen wider und kann durch Standardisierung ausgeglichen werden.

## *5.3. Sammlung und Anbau*

Das **Sammeln** wildwachsender Arzneipflanzen hat neben dem Anbau auch heute noch große Bedeutung. Für das Sammeln sprechen:

- die Einsparung von Ackerland,
- daß einige Pflanzen in Kultur nicht oder nur schlecht gedeihen, z. B. Kalmus, Ackerschachtelhalm, Bärentraube, Berg-Wohlverleih,
- daß das Sammeln von Teilen sehr häufiger Pflanzen ökonomischer ist, als der Anbau (z. B. bei Faulbaum, Wildrosen, Kastanien, Eichen, Linden, Birken),
- daß das Sammeln zur Erweiterung der Pflanzenkenntnisse beiträgt und die Naturverbundenheit festigt.

In der DDR wird das Sammeln von Drogen durch ein Netz staatlicher Aufkaufstellen, hohe Aufkaufpreise und Sammelprämien bei großen Mengen gesammelter Drogen unterstützt.

Der größte Teil der heute zur Drogengewinnung verwendeten

Drogen stammt jedoch aus dem **Anbau.** Als Vorteile des Anbaus im Vergleich zum Sammeln sind zu nennen:

- er ist bei seltenen Pflanzen ökonomischer,
- durch Kultivierung von Hochleistungssorten werden wertvollere Arzneipflanzen erhalten,
- die Gefahr von Verwechslungen und Verfälschungen ist geringer,
- die erhaltenen Pflanzen sind bei sachgemäßer Kultivierung weitgehend frei von Pestiziden und Schadstoffen, was bei gesammelten Wildpflanzen nicht immer garantiert werden kann,
- die Ausrottung seltener Pflanzen wird vermieden,
- unter Naturschutz stehende oder wild nicht vorkommende Pflanzen sind nur durch Anbau erhältlich.

Arzneipflanzen, die mit guter Ausbeute in Mitteleuropa angebaut werden können, sind u. a. Anis, Wiesenarnika, Baldrian, Dill, Eibisch, Engelwurz, Fenchel, Roter Fingerhut, Wolliger Fingerhut, Hopfen, Echte Kamille, Knoblauch, Krauseminze, Pfefferminze, Kümmel, Lein, Liebstöckel, Majoran, Mariendistel, Melisse, Schlafmohn, Petersilie, Medizinalrhabarber, Schwarzer Senf, Weißer Senf, Sonnenhut, Spitzwegerich, Stechapfel, Feldstiefmütterchen, Gartenthymian, Tollkirsche, Wermut und Wildrose.

### *5.4. Züchtung*

Voraussetzung für die Erhöhung der Effektivität des Arzneipflanzenanbaus ist die Arzneipflanzenzüchtung. **Züchterische Ziele** sind:

- Erhöhung der Wirkstoffkonzentration in der Pflanze,
- Verschiebung der Wirkstoffzusammensetzung zugunsten eines Hauptwirkstoffes,
- Erhöhung der Ertragsleistung und der Ertragssicherheit,
- Widerstandsfähigkeit gegen Dürre, Insekten und Pflanzenkrankheiten,
- möglichst gleichmäßige Entwicklung aller Individuen einer Population zur gleichzeitigen Erreichung der Erntereife,
- günstige Eigenschaften für eine mechanisierte Ernte, z. B. Erzielung eines Ebenstraußes bei Kamille zur Erleichterung des Einsatzes von Pflückmaschinen,
- Akklimatisierung.

In der Arzneipflanzenzüchtung **angewendete Methoden** sind vor allem:

- Auslesezüchtung (Selektionszüchtung), die unter Ausnutzung der natürlichen infraspezifischen genetischen Variabilität versucht, durch Auswahl und Vermehrung von Individuen einer Population, die dem züchterischen Ziel am besten entsprechen, zu neuen Sorten zu gelangen;
- Kombinationszüchtung (Kreuzungszüchtung), bei der angestrebt wird, durch Kreuzung wertvolle Merkmale der Elternpflanzen in der Hybride zu vereinigen oder durch Erzielung günstiger Genkombinationen Nachkommen zu erhalten, deren Eigenschaften die der Eltern übertreffen, Hybride, die bei Vermehrung durch Samen in die Ausgangsformen aufspalten, werden vegetativ vermehrt (Verklonung, z. B. bei Pfefferminze, Kartoffeln, Obstsorten);
- Mutationszüchtung, die versucht, die natürliche infraspezifische Variabilität durch experimentell erzeugte Genmutationen (z. B. mit Hilfe von Röntgenstrahlen oder von chemischen Mutagenen, wie z. B. Ethanmethansulfonat oder N-Methyl-N'-nitro-N-nitrosoguanidin) oder Genommutationen (Auslösung von Polyploidien mit Colchicin) zu erhöhen, um eine breitere Basis für die Auslesezüchtung zu schaffen.

Als Ausgangsmaterial bieten sich auch pflanzliche Zellkulturen an. Durch Fusion nackter Pflanzenzellen (Protoplasten) kann man Art- oder Gattungskreuzungen durchführen (somatische Hybridisierung), die bei Verwendung intakter Pflanzen nicht möglich wäre (Kreuzungsinkompatibilität). Die fusionierten Protoplasten lassen sich zu Pflanzen regenerieren. Von besonderem Interesse ist der Einsatz haploider Zellkulturen, die durch sogenannte „Antherenkultur“ erhalten werden, bei denen aus den Pollen haploide Calluskulturen hervorgehen. Protoplasten dieser Kulturen werden mit Mutagenen behandelt und wieder diploidisiert. Auf diese Weise werden homozygote (reinerbige) Pflanzen gewonnen, deren Eigenschaften, da das mutierte Allel nicht durch das Wildallel kompensiert wird, sofort sichtbar werden. Auch können mit haploiden Zellkulturen rascher reinerbige Hybride erhalten werden, z. B. sind beim Versuch vier durch je ein Gen vererbte Merkmale von zwei reinerbigen Eltern in einer reinerbigen Hybride zu vereinigen, in der $F_2$-Generation $2^{4+4} = 256$ Kombinationen möglich, bei haploidem Material nur $2^4 = 16$ Kombinationen.

Für die Auslese von Pflanzen mit hohem Wirkstoffgehalt und

optimalem Wirkstoffspektrum sind umfangreiche analytische Untersuchungen nötig. Hier hat sich der Einsatz chromatographischer (DC, GC, HPLC) und immunologischer Methoden (z. B. radio-immuno-assays = RIA) bewährt.

## *5.5. Ernte und Verarbeitung*

Für die Qualität der Drogen ist sachgemäße Ernte und Aufbereitung von entscheidender Bedeutung. Für die **Ernte** gilt:

- Blüten, Blätter und Kräuter sollen nie während oder kurz nach dem Regen, sondern immer nach 1—2 trockenen Tagen geerntet werden (Wirkstoffauswaschungen, schlechtes Trocknen),
- Pflanzen mit ätherischen Ölen werden möglichst bei bedecktem Himmel geerntet (Verlust an ätherischem Öl bei Sonneneinstrahlung),
- Alkaloiddrogen erntet man bei sonnigem Wetter (hoher Alkaloidgehalt),
- oberirdische Pflanzenteile sammelt man kurz vor oder zu Blühbeginn (hohe Wirkstoffkonzentration),
- unterirdische Organe werden in der Ruheperiode der Pflanzen geerntet (Herbst bis Frühjahr, während der Vegetationsperiode ist der Wirkstoffgehalt gering),
- Samen und Früchte erntet man kurz vor der Vollreife (geringer Wirkstoffgehalt vor der Reife, Abfallen bei Vollreife),
- Rinden werden zu Beginn des Saftstromes im Frühjahr gewonnen (hoher Wirkstoffgehalt bei leichter Ablösbarkeit).

Die Ernte erfolgt bei der Kultivierung in vielen Fällen maschinell durch Mahd mit Rasenmähern (z. B. Pfefferminze), Schneidladern (z. B. Roter Fingerhut) oder Mähdreschern (z. B. Fenchel), mit Hilfe von Pflückmaschinen (z. B. Kamille) oder durch Rodung mit Schwingsieb- oder Siebkettenrodern (z. B. Eibisch, Baldrian). Eine Reihe von Drogen, z. B. Rinden, Lindenblüten, Birkenblätter und Weißdornfrüchte, müssen mit der Hand geerntet werden.

Die **Verarbeitung** zu Drogen, in der Regel in der Trocknung bestehend, muß möglichst rasch erfolgen, damit die Vorgänge, die während des Absterbens der Zellen (nekrobiotische Phase) ablaufen, möglichst rasch durch Wasserentzug unterbunden werden. Diese Vorgänge kommen zustande, weil beim allmählichen Trocknen der Pflanzen die cytoplasmatischen Membransysteme zerstört werden und bisher räumlich von den Fermenten getrennte Substrate mit diesen in Kontakt kommen. Vor allem hydrolytische und oxidative Prozesse treten in verstärktem Maße auf. Dadurch können Wirkstoffe zerstört werden und Verfärbungen der Drogen erfolgen. Wird ein bestimmter Wassergehalt unterschritten (etwa 10%), kommt es durch Dehydratisierung der Enzyme zur Unterbrechung der Reaktionen, die aber beim Anfeuchten der Drogen erneut beginnen.

Die Trocknung erfolgt entweder unter natürlichen Bedingungen im Freien bzw. in Räumen oder unter künstlichen Bedingungen in Trocknungsanlagen.

Zur natürlichen Trocknung werden die Arzneipflanzen in dünner Schicht (2—5 cm) auf Tüchern oder Papier, möglichst auf Horden oder Gestellen, getrennt nach Pflanzenarten, ausgebreitet. Ein Wenden, um das Trocknen zu beschleunigen, sollte unterbleiben. Wurzeln, Wurzelstöcke und Knollen werden gewaschen sowie gespalten und nach dem Vortrocknen an der Luft bei erhöhter Temperatur nachgetrocknet. Die Einwirkung von Sonne ist zu vermeiden. Der Trocknungsprozeß ist beendet, wenn die Blätter rascheln, die Stengel sich leicht brechen lassen und Wurzeln, Samen und Früchte auch im Innern hart sind.

Die künstliche Trocknung erfolgt in kommerziellen Trocknungsanlagen (Flächentrockner, Bandtrockner, Hordentrockner, Trommeltrockner, Silodurchlauftrockner etc.). Die günstigste Trockentemperatur liegt für Blütendrogen bei 35—40 °C, bei Blatt-, Kraut- und Samendrogen bei 45—50 °C und bei Wurzeldrogen bei 50—60 °C (Ausnahme Baldrian, nicht über 40 °C).

## 6. Tiere als Produzenten von Arzneistoffen

Die Zahl der tierischen steht hinter der der pflanzlichen Drogen weit zurück. Solche mit zellulärer Organisation sind Canthariden, Getrocknete Schilddrüsen und die lebend verwendeten Blutegel. Nicht zellulär organisierte Drogen aus Tieren sind Rinderfußöl, Lebertran, Schweinefett, Walrat, Gelbes Wachs, Wollwachs, Schellack, Getrocknete, gereinigte Rindergalle, Chirurgisches resorbierbares Näh- und Unterbindungsmaterial, Gelatine, Bienengift und Schlangengifte.

Darüber hinaus werden tierische Organe bzw. Exkrete zur Gewinnung von Enzymen (s. 35.8.), Peptid- und Proteohormonen

(s. 35.6.), Heparin und Cholesterol eingesetzt. Vom Menschen werden das Blut zur Herstellung von Blutkonserven und Blutproteinen (s. 35.9.), der Harn zur Gewinnung von Urokinase und die Hypophysen Verstorbener zur Isolierung von Wachstumshormon verwendet.

Besonders hervorzuheben ist die Rolle der Tiere als Produzenten von Immunseren (s. 35.11.8.).

# 7. Isolierte pflanzliche und tierische Zellen als Lieferanten von Arzneistoffen

## *7.1. Genetische Voraussetzungen*

Vermutlich enthält jede Zelle eines Vielzellers die genetische Information, über die auch die befruchtete Eizelle verfügt hat, aus der das Lebewesen hervorgegangen ist (sogenannte Omnipotenz oder Totipotenz). Daher muß jede isolierte Zelle in der Lage sein, unter geeigneten Bedingungen auch außerhalb des Organismus zu überleben, sich zu vermehren und alle Stoffwechselleistungen zu vollbringen, zu denen der Gesamtorganismus fähig ist. Die Informationen für die Bildung von Sekundärstoffen werden, im Gegensatz zu denen, die für den Ablauf des Energie- und Baustoffwechsels erforderlich sind, nur in ganz bestimmten Entwicklungsstadien, die in einem Vielzeller keineswegs alle Zellen erreichen, abgerufen. So wird beispielsweise ätherisches Öl nur in Sekretzellen und Insulin nur in den $\beta$-Zellen der LANGERHANSschen Inseln gebildet. Daher ist es nötig, um die Sekundärstoffproduktion in Gang zu setzen, die isolierten Zellen durch geeignete Maßnahmen in den gewünschten Differenzierungszustand zu versetzen oder zu versuchen, das Programm „Sekundärstoffwechsel" aus dem Programmpaket, das ein bestimmtes Differenzierungsmuster einer Zelle bestimmt, herauszulösen und getrennt durch die Zelle abarbeiten zu lassen. Dazu bedarf es einer intensiven Erforschung der Regulationsmechanismen der Genexpression oder eines riesigen Suchaufwandes, um aus tausenden von Individuen die auszulesen, deren Stoffwechselregulation durch natürlich verursachte oder künstlich ausgelöste Defektmutation so gestört ist, daß der Sekundärstoffwechsel bei ihnen bereits in undifferenzierten Zellen abläuft.

## 7.2. *Zellkultivierung*

Die Voraussetzungen für die Kultivierung tierischer Gewebe außerhalb des Organismus (in-vitro-Kultur) wurden bereits zu Beginn unseres Jahrhunderts geschaffen (1907 HARRISON, Kultur im hängenden Tropfen, 1923 CARREL, in Kulturflaschen, 1952 MOSCONA und DULBECCO, Vereinzelung der Zellen mit Trypsin). Über die erste pflanzliche Zellkultur wurde 1937 berichtet (GAUTHERET, erster Zellstamm aus Karotten).

Zur **Anlage von Zellkulturen** entnimmt man unter aseptischen Bedingungen ein Stück tierischen oder pflanzlichen Gewebes und legt es entweder in ein flüssiges Nährmedium ein (bei tierischen Geweben) oder auf ein mit Agar verfestigtes Nährmedium auf (bei pflanzlichen Geweben). Diese Art der Kultivierung nennt man Explantatkultur. Es ist jedoch auch möglich enzymatisch, bei tierischen Geweben mit Proteinasen (Trypsin, Kollagenase), bei pflanzlichen Geweben mit Pektinasen, in Einzelzellen zu zerlegen und Zellsuspensionen als Ausgangsmaterial zu verwenden.

Die **Nährmedien** sind sehr komplexe Gemische von C-Quellen (z. B. Glucose), N-Quellen (z. B. Aminosäuren, Peptone, bei pflanzlichen Zellkulturen auch Nitrate oder Ammoniumsalze), Vitaminen, Teilungsfaktoren (bei Tieren Serum, bei Pflanzen Auxine), anorganischen Salzen ($K^{\cdot}$, $Na^{\cdot}$, $Ca^{\cdot\cdot}$, $Mg^{\cdot\cdot}$, $Fe^{\cdot\cdot}$, $Cu^{\cdot\cdot}$, $Zn^{\cdot\cdot}$, $Cl^-$, $PO_4^{--}$, $SO_4^{--}$), Antibiotika als Infektionsschutz und bisweilen wachstumsstimulierenden Stoffen.

Die **Wachstumsphase** (log phase) beginnt nach einer Latenzphase (lag phase) von einigen Tagen. Tierische Zellen wandern aus dem Explantat aus, teilen sich und bilden in der Regel eine einschichtige Zellage (Monolayer) am Boden des Kulturgefäßes. Ist vollständiger Zellkontakt erreicht, hört die Zellteilung auf (Kontakthemmung) und die Zellen treten in eine stationäre Phase ein, die erst dann durchbrochen wird, wenn, z. B. durch Entnahme von Zellen, wieder freie Bodenfläche geschaffen wird. Pflanzenzellen bilden ein dreidimensionales Zellaggregat, bestehend aus einem lockeren blumenkohlähnlichen Zellhaufen (Kallus).

Während tierische Zellen meistens ihr **Differenzierungsmuster** in Kultur längere Zeit beibehalten (organotypisches Wachstum, z. B. können Herzmuskelzellen auch in Kultur „schlagen"), reembryonalisieren Pflanzenzellen schnell. Während aus somatischen tierischen Zellen niemals wieder ganze Tiere zu erhalten sind (Verlust der Omnipotenz?), gelingt es geschickten Experimentatoren Pflanzenzellkulturen zur Regeneration von intakten Pflanzen anzuregen.

Durch Entnahme von Zellen aus den erhaltenen Erstkulturen (Primärkulturen) und Einsaat in oder auf neue Nährmedien können die Zellkulturen vermehrt werden (**Passagierung**). Tierische Zellen aus Normalgewebe besitzen eine begrenzte Teilungsfähigkeit (etwa 100 Teilungen, HAYFLICK-Effekt). Tierische Tumorzellen sowie in Kultur mutierte tierische Zellen (Permanentkulturen) und pflanzliche Zellen scheinen in Kultur theoretisch unsterblich zu sein. Um das Teilungspotential von tierischen Normalzellen mit wichtigen Potenzen (z. B. zur Bildung von Antikörpern) zu erhöhen, kann man sie mit Tumorzellen fusionieren (Hybridom-Zellen).

Massenkulturen mit großen Ausbeuten an Biomasse sind bei pflanzlichen Zellen realisierbar. Obgleich einige Typen tierischer Zellen auch in Suspensionskultur wachsen, sind die erreichbaren Ausbeuten an Trockenmasse relativ gering.

## 7.3. *Pflanzliche Zellkulturen als Arzneistoffproduzenten*

Kulturen von isolierten pflanzlichen Zellen bieten sich als potentielle Arzneistoffproduzenten an. Sie würden eine Herstellung biogener Arzneistoffe erlauben, die unabhängig von Umweltfaktoren (Klima, Jahreszeit, Witterung, Schädlingen, Pflanzenkrankheiten) und landwirtschaftlicher Nutzfläche ist. Die Produktion würde automatisierbar (kontinuierliche Kultur) und industriell durchführbar sein.

Obwohl man in der Lage ist, Zellen fast aller Arzneipflanzen mit guten Ausbeuten an Biomasse in Fermentoren zu kultivieren, sind die bisher erzielbaren Wirkstoffausbeuten zu gering, um eine Produktion zu erlauben, die mit der Wirkstoffgewinnung aus intakten Pflanzen konkurrieren könnte. Industriell werden bisher nur wenige Stoffe auf diesem Wege erzeugt (Ubichinone mit Kulturen aus *Nicotiana tabaccum,* Shikonin mit Kulturen von *Lithospermum erythrorhizum*). Weitere Forschungen sind erforderlich.

Aussichtsreicher erscheint zur Zeit die Nutzung von Pflanzenzellkulturen zur Durchführung von Halbsynthesen. So ist es u. a. gelungen β-Methyldigitoxin in guter Ausbeute mit Zellkulturen von *Digitalis lanata* zu $\beta$-Methyldigoxin zu hydroxylieren. Auch die Epoxidierung des relativ billigen Atropins zu Scopolamin wäre von Bedeutung. Zur Glykosidierung bieten sich Zellkulturen ebenfalls an.

Weitere Anwendungsmöglichkeiten von Pflanzenzellkulturen ergeben sich in der Pflanzenzüchtung (s. 5.4.).

### *7.4. Tierische Zellkulturen als Arzneistoffproduzenten*

Auch eine Vielzahl tierischer Sekundärstoffe, insbesondere **Peptid- und Proteohormone**, besitzen therapeutisches Interesse. Ihre Produktion mit tierischen oder menschlichen Zellkulturen würde helfen, viele bestehende Engpässe bei der Bereitstellung von Organmaterial zur Isolierung dieser Stoffe zu beseitigen. Leider konnte hier bisher kein Durchbruch erzielt werden. Organotypische Zellen aus innersekretorischen Drüsen (z. B. $\beta$-Zellen aus LANGERHANSschen Inseln) bilden zwar auch in-vitro Hormone, besitzen aber nur geringe oder keine Teilungsfähigkeit. Tumorzellen, die aus Drüsenzelltumoren erhalten wurden, vermehren sich gut, verlieren aber meistens die Fähigkeit zur Hormonsynthese relativ rasch. **Interferone** (s. 35.7.1.2.), die von gut proliferierenden Fribroblastenkulturen gebildet werden, lassen sich nach Induktion der Produktion durch Zugabe synthetischer doppelsträngiger RNS zumindestens im Labormaßstab erzeugen. Für die Biosynthese dieser Stoffe bieten sich genetisch manipulierte Mikroorganismen (4.2.3.) als besser geeignete Produzenten an.

Nur auf zwei, allerdings sehr bedeutenden Gebieten ist es gelungen, tierische Zellkulturen als Arzneistoffproduzenten auch industriell einzusetzen: als Quelle von Impfstoffen gegen Virusinfektionen (s. 35.11.7.2.) und zur **Herstellung monoklonaler Antikörper.**

Bei Eindringen von Antigenmolekülen (Proteine, Polysaccharide) oder von Trägern vieler Antigenmoleküle (Viren, Mikroorganismen, transplantierte Organe etc.) in einen Menschen oder ein Tier, kommt es zur Stimulierung einer Reihe der weit über eine Million im menschlichen Organismus vorhandenen Klone (Zellen mit gleichem genetischen Material) von B-Lymphozyten zur Teilung und zu ihrer Transformation zu antikörperbildenden Plasmazellen. Es werden durch bestimmte Antigene immer die B-Lymphozyten stimuliert, deren Plasmazellen mehr oder weniger gut zu verschiedenen Strukturelementen (Determinanten) dieser Antigene passende Antikörper bilden. Als Reaktion auf ein Antigen wird also stets ein Antikörpergemisch produziert, das, da viele Klone von B-Lymphozyten seine Produktion in Gang setzen, als polyklonales Antikörpergemisch bezeichnet wird. Um die therapeutisch und diagnostisch sehr bedeutenden monoklonalen Antikörper erzeugen zu können, die jeweils nur aus einem B-Lymphozyten-Klon hervorgehen und nur gegen eine Determinate des Antigens (bzw. Antigenträgers) gerichtet sind, muß man einen der stimulierten B-Lymphozyten isolieren und vermehren. Da die Vermehrung von B-Lymphozyten in Kultur bisher nicht möglich ist, werden die Lymphozyten eines mit dem Antigen behandelten Tieres (Maus) mit Myelom-Zellen dieser Tierart (Zellen eines malignen Tumors des Immunsystems) verschmolzen (fusioniert). Diese Lymphozyten-Myelom-Hybride (Hybridom-Zellen) sind unbegrenzt teilungsfähig. Aus jeder isolierten Hybridom-Zelle wird durch Kultivierung ein Zellklon erhalten, der auf seine Antikörperproduktion geprüft werden muß. Der Klon, der den gewünschten Antikörper bildet, wird weiter vermehrt und kann zur industriellen Produktion eingesetzt werden. Besonders günstig erscheint der Einsatz mikroverkapselter Hybridom-Zellen (Eucapcell-Verfahren). Während Nährlösungsbestandteile und ihre Abbauprodukte die Kapselmembran passieren, werden die makromolekularen Produkte zurückgehalten und reichern sich an. Nach Aufbrechen der Kapseln und Entfernung der Zellen liegt ein Proteinkonzentrat vor, das zu 45–80% aus monoklonalen Antikörpern besteht und relativ leicht gereinigt werden kann. In einem 50-l-Fermentor können auf diese Weise in 3 Wochen 20 g Antikörper erzeugt werden.

Die monoklonalen Antikörper finden bisher vor allem in der Grundlagenforschung zur Lokalisierung, Bestimmung, Isolierung und Inaktivierung von Proteinen oder Arzneistoffen und in der Diagnostik, z. B. zur Gewebetypisierung bei Transplantationen, zur Tumordiagnostik und zum Nachweis und zur Bestimmung von Serumproteinen (z. B. von IgE bei allergischen Erkrankungen) Einsatz. Aber auch bei der Stoffisolierung (z. B. bei der Abtrennung gentechnisch erzeugter mikrobieller Produkte wie von Interferon durch Immunadsorption) und in der Therapie (z. B. beladen mit Cytostatika in der Tumortherapie, zur passiven Immunisierung) dürften sich ihnen große Perspektiven eröffnen.

# Spezieller Teil

## 8. Kohlenhydrate und verwandte Verbindungen

### *8.1. Begriffsbestimmung, Einteilung*

Kohlenhydrate sind aliphatische Polyhydroxymonooxoverbindungen und davon abgeleitete Derivate. Sie entsprechen größtenteils der allgemeinen Formel $C_n(H_2O)_m$. Für eine Reihe von Vertretern, insbesondere für Mono- und Oligosaccharide, wird auch die Bezeichnung Zucker verwendet.

Den Kohlenhydraten kann man zuordnen

— Monosaccharide: aliphatische Polyhydroxyaldehyde (Aldosen) oder Polyhydroxyketone (Ketosen),
— Alditole: aliphatische und alicyclische Polyole,
— Aldonsäuren: aliphatische Polyhydroxyverbindungen mit endständiger Carboxylgruppe,
— Uronsäuren: aliphatische Polyhydroxyverbindungen mit endständiger Carboxyl- und endständiger Carbonylgruppe,
— Ketoaldonsäuren: aliphatische Polyhydroxyverbindungen mit endständiger Carboxyl- und nicht endständiger Carbonylgruppe,
— Aldarsäuren: aliphatische Polyhydroxyverbindungen mit zwei endständigen Carboxylgruppen,
— Aminozucker: aliphatische und alicyclische Aminopolyhydroxymonooxoverbindungen,
— Oligosaccharide: Oligomere, bestehend aus 2 bis 10 monomeren Kohlenhydraten und
— Polysaccharide: polymere Kohlenhydrate.

### *8.2. Monomere Kohlenhydrate*

#### *8.2.1. Monosaccharide*

##### *8.2.1.1. Chemie und Terminologie*

Die Monosaccharide kann man nach der Natur der Carbonylgruppe in Aldosen (Polyhydroxyaldehyde) und Ketosen (Polyhydroxyketone) einteilen. Nach der Zahl der C-Atome (bei einigen Autoren auch nach der Zahl der O-Atome) unterscheidet man Triosen, Tetrosen, Pentosen, Hexosen, Heptosen usw.

Monosaccharide besitzen mindestens ein, meistens jedoch mehrere Chiralitätszentren (asymmetrische C-Atome). Die Konfiguration an dem am weitesten von der Carbonylgruppe entfernten Chiralitätszentrum wird zur Zuordnung der Monosaccharide zu zwei Reihen benutzt. Je nachdem, ob es die Konfiguration des asymmetrischen C-Atoms des D(+)-Glycerinaldehyds (nach der CIP-Regel R(+)-Glycerinaldehyd) bzw. L(—)-Glycerinaldehyds (S(—)-Glycerinaldehyd) besitzt, ordnet man, unabhängig davon, in welcher Richtung die Ebene des polarisierten Lichts durch das Monosaccharid gedreht wird, der D- oder L-Reihe zu. Die Drehungsrichtung wird mit (+) oder (—) angegeben.

Die Carbonylgruppe kann durch intramolekulare Additionsreaktion mit einer alkoholischen Hydroxylgruppe ein cyclisches Halbacetal (Lactol) bilden (Abb. 1). Dabei entsteht ein neues Chiralitätszentrum, das Ursache für das Auftreten von 2 chiralen diastereomeren Cyclohalbacetalformen, sogenannten Anomeren ist. In der D-Reihe wird das stärker rechts drehende Anomere als $\alpha$-Form, das weniger stark rechts drehende als $\beta$-Form bezeichnet, in der L-Reihe das stärker links drehende als $\alpha$-Form, das andere als $\beta$-Form. Konfigurationsbestimmungen ergaben, daß das neue Hydroxyl bei den FISCHER-Projektionsformeln bei $\alpha$-D- und $\beta$-L-Formen nach rechts, bei $\beta$-D- und $\alpha$-L-Formen nach links zu schreiben ist. Die neue Hydroxygruppe wird als glykosidische oder anomerische Hydroxylgruppe bezeichnet. Die gebildeten Lactole haben meistens einen Pyran-Grundkörper (Pyranosen), seltener einen Furan-Grundkörper (Furanosen). Im allgemeinen liegen die natürlich vorkommenden Pyranosen in Sesselkonformation vor (C-Konformation, von engl. chair). Die raumfüllende $CH_2OH$-Gruppe am C-6 bei den Hexopyranosen weist äquatoriale Stellung auf, bei den D-Monosacchariden liegt das C-Atom 4 über der Ringebene, das C-Atom 1 darunter ($^4C_1$), bei den L-Monosacchariden umgekehrt C-1 darüber und C-4 darunter ($^1C_4$).

Freie $\alpha$- und $\beta$-Anomere stehen in Lösung über die Oxoformen miteinander im Gleichgewicht (Cyclo-Oxo-Tautomerie). Ist das H-Atom der glykosidischen Hydroxylgruppe jedoch substituiert, kann eine Gleichgewichtseinstellung nicht stattfinden.

Die Lactole lassen sich durch Ringformeln nach HAWORTH besser als durch die Projektionsformeln nach FISCHER darstellen. Dabei schreibt man gewöhnlich das den Ring schließende O-Atom nach oben (bei Pyranosen nach rechts oben). Dann zeigen die bei den FISCHER-Projektionsformeln nach rechts weisenden OH-Gruppen nach unten, die nach links weisenden nach oben. Erfolgt der Ringschluß nicht über die terminale $CH_2OH$-Gruppe, dann muß das C-Atom, dessen Hydroxylgruppe den Ring schließt,

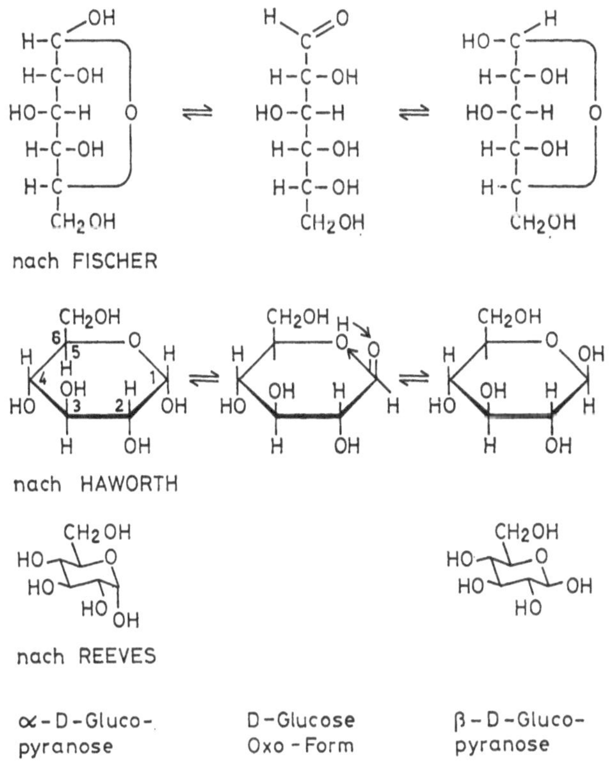


Abb. 1. Cyclo-Oxo-Tautomerie der D-Glucose

gegenüber seinem Nachbarkohlenstoffatom so verdreht werden, daß bei den Hexapyranosen der D-Reihe die terminale $CH_2OH$-Gruppe nach oben, bei denen der L-Reihe nach unten zeigt. Die perspektivischen Formeln nach REEVES werden von uns nur dann angewendet, wenn bestimmte räumliche Verhältnisse verdeutlicht werden sollen.

Weit verbreitete Monosaccharide sind in Abb. 2 dargestellt. Darüber hinaus kommen sporadisch andere Vertreter, besonders als Zuckerkomponenten einiger Gruppen von Heterosiden (z. B. herzwirksamen Steroidglykosiden und Pregnan-Derivaten, Abb. 53, sowie von Antibiotika, Abbn. 14, 88) vor.

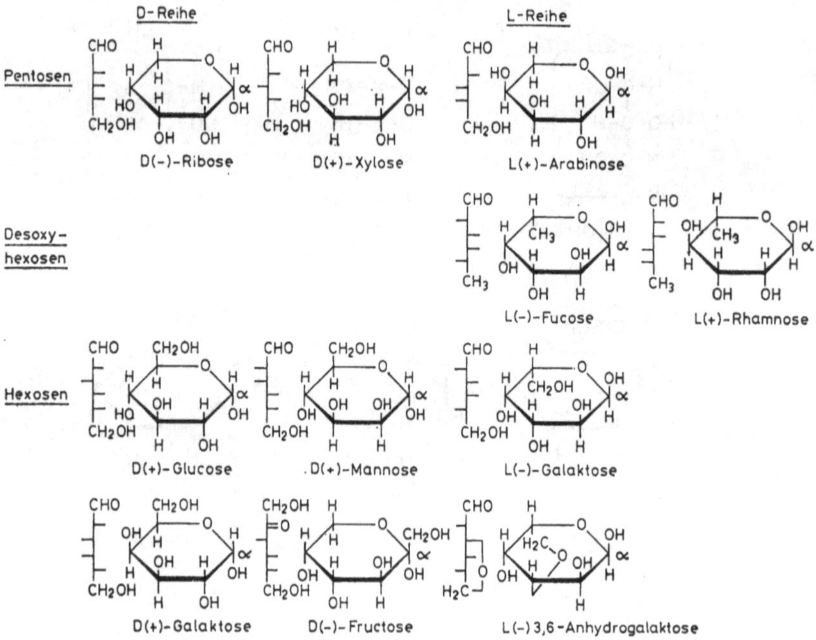


Abb. 2. Monosaccharide (Oxoformen und α-Pyranoside)

### 8.2.1.2. *Stoffwechsel*

Grüne Pflanzen sind in der Lage, Monosaccharide aus dem $CO_2$ der Atmosphäre und aus durch Photolyse des Wassers gewonnenem Wasserstoff aufzubauen (Photosynthese). Von den im Verlaufe der $CO_2$-Assimilation auftretenden Kohlenhydraten wird von den Pflanzen vor allem das Fructose-1,6-diphosphat genutzt. Es wird durch Abspaltung eines Phosphatrestes (durch das Enzym Fructosediphosphat-1-phosphatase) in Fructose-6-phosphat umgewandelt, das, katalysiert durch Phosphoglucoisomerase, mit

Glucose-6-phosphat im Gleichgewicht steht. Letzteres kann leicht zu Glucose-1-phosphat transformiert werden, das einen zentralen Ausgangspunkt für die Biogenese anderer Monosaccharide, von Oligosacchariden, Polysacchariden und Heterosiden darstellt. Der erste Schritt der Nutzung der Glucose für Biosynthesereaktionen ist die Bindung an ein Nucleosiddiphosphat, hauptsächlich an Uridindiphosphat (UDP), durch Reaktion des Glucose-1-phosphats mit Uridintriphosphat unter Abspaltung von Pyrophosphat. Die gebildete Uridindiphosphat-Glucose (UDPG, Abb. 3) kann auf Grund des hohen Energiegehaltes der Bindung zwischen dem glykosidischen Hydroxyl der Glucose und dem terminalen Phosphorsäurerest des UDP als „aktivierte Glucose" betrachtet

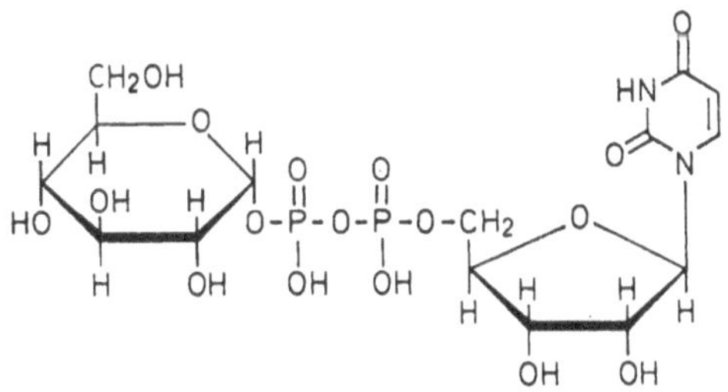

Abb. 3. Uridindiphosphat-Glucose (UDPG)

werden. Vom UDPG kann Glucose auf Akzeptoren übertragen oder aber nach Epimerisierung, Oxidation am C-Atom 6 mit oder ohne anschließende Decarboxylierung bzw. Epimerisierung, in andere aktivierte Hexosen oder Pentosen umgewandelt werden (Abb. 4).

Eine weitere Möglichkeit für die Biosynthese von Pentosen und Tetrosen aus Glucose stellt der sogenannte oxidative Pentosephosphatcyclus dar, in dem Glucose-6-phosphat oxidativ über 6-Phosphogluconat und 3-Keto-6-phosphogluconat zu Ribulose-5-phosphat decarboxyliert wird, das, in Umkehrung einiger Reaktionen des Photosynthesecyclus, in die Phosphate der Ribose, Xylose, Sedoheptulose, Erythrose oder Fructose umgewandelt werden kann.

Desoxyzucker werden durch Hydrierung der entsprechenden Nucleosiddiphosphatmonosaccharide mit Hilfe $NADH_2$-abhängiger Dehydrogenasen gebildet. Verzweigtkettige Zucker entstehen entweder durch C-Methylierung oder Ringöffnungen eines Lactols zwischen zwei C-Atomen und erneuten Ringschluß an anderer Stelle.

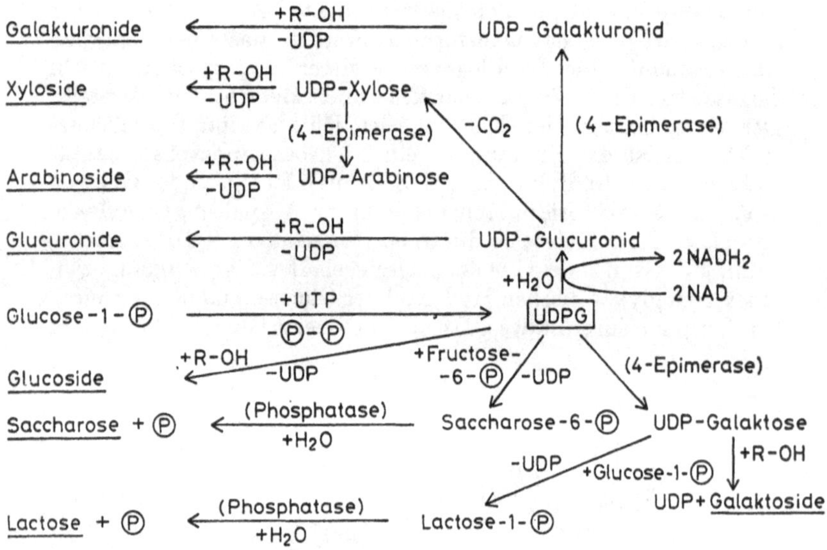


Abb. 4. Einige Reaktionen der Uridindiphosphatglucoside

Wie bei den photo- und chemoautotrophen Lebewesen nimmt auch bei den heterotrophen Mikroorganismen, bei Pilzen, Tieren und Menschen die Glucose eine Schlüsselposition ein. Sie wird von ihnen entweder aufgenommen, geht aus anderen aufgenommenen Monosacchariden hervor oder wird im Rahmen der sogenannten Gluconeogenese aus Aminosäuren oder N-freien organischen Säuren gebildet.

Der Abbau der Monosaccharide erfolgt nach Umwandlung in Glucose-6-phosphat auf dem EMBDEN-MEYERHOF-Weg unter Bildung von Brenztraubensäure, die nach oxidativer Decarboxylierung aktiviertes Acetat liefert, das in den Zitronensäurecyclus eingeschleust wird. Ein Teil der Monosaccharide wird auch im oxidativen Pentosephosphatcyclus katabolisiert.

### 8.2.1.3. *Monosaccharide als biogene Arzneistoffe*

Triosen und Tetrosen sind ohne pharmazeutische Bedeutung.

Die bedeutendsten Pentosen sind die Aldopentosen D(+)-Xylose (Decarboxylierungsprodukt der Glucuronsäure), L(+)-

Arabinose (Decarboxylierungsprodukt der Galakturonsäure) und D(−)-Ribose (aus 2-Ketogluconsäure durch Decarboxylierung und Isomerisierung der gebildeten Ribulose entstanden) sowie die Desoxyaldohexosen L-Fucose (wahrscheinlich aus D-Mannose durch Reduktion am C-6 und durch Epimerisierung am C-3 und C-5 hervorgegangen) und L-Rhamnose (aus D-Glucose durch intramolekulare Wasserstoffverschiebung über 4-Keto-6-desoxy-glucose mit anschließender Epimerisierung am C-3 und C-5 sowie Hydrierung gebildet). Diese Pentosen kommen nur selten frei in der Natur vor. D-Xylose, L-Arabinose, L-Rhamnose und L-Fucose treten insbesondere als Hydrolyseprodukte von Hemicellulosen und Schleimstoffen und ebenso wie die D-Ribose als Monosaccharidkomponenten von Heterosiden auf. L-Fucose ist darüber hinaus als Baustein der neutralen Mucopolysaccharide und als Bestandteil der Meeresalgen von Bedeutung. Bemerkenswert ist die Rolle der D-Ribose und der 2-Desoxy-D-ribose als Bausteine der Nucleoside.

**D(+)-Xylose** dient diagnostischen Zwecken. Da sie nach peroraler Applikation größtenteils unverändert im Harn ausgeschieden wird, verwendet man sie zur Prüfung der resorptiven Leistungsfähigkeit des Dünndarmes. Ihre Gewinnung erfolgt durch hydrolytische Spaltung der Xylane des Maisstrohs.

Von den Hexosen kommt den Aldohexosen D(+)-Glucose, D(+)-Mannose und D(+)-Galaktose sowie der Ketohexose D(−)-Fructose besondere Bedeutung zu.

**D(+)-Glucose** (Dextrose, Traubenzucker) kristallisiert aus Wasser als Monohydrat der $\alpha$-Glucopyranose, wird aber auch in kristallwasserfreier Form verwendet. Sie ist im Pflanzenreich weit verbreitet. In freier Form kommt sie in vielen süßen Früchten vor. Zusammen mit der Fructose ist sie ein wesentlicher Bestandteil des Bienenhonigs. Die Hauptmenge der Glucose findet sich gebunden in Oligosacchariden (insbesondere in Saccharose), in Polysacchariden (insbesondere in Stärke, Glykogen und Cellulose) und in vielen Heterosiden. Zur technischen Herstellung der Glucose hydrolisiert man Stärke mit verdünnten Säuren. Sie wird vorwiegend zur parenteralen Ernährung, zur Behandlung des hypoglykämischen Schocks bei Insulinüberdosierung und in Form großer Mengen hochkonzentrierter Glucoselösungen zur intravenösen Osmotherapie bei Hirn- und Lungenödemen eingesetzt.

D(+)-Mannose und D(+)-Galaktose kommen in der Natur nur selten in freier Form vor. Sie sind besonders Bestandteil der Hemicellulosen und schleimartiger Polysaccharide. D-Galaktose ist als Baustein der Lactose leicht zugänglich. D-Mannose ist am C-Atom 2 epimer mit der D-Glucose, D-Galaktose unterscheidet sich von ihr durch die Konfiguration des C-Atoms 4.

**D(+)-Galaktose** wird zur Leberfunktionsprüfung eingesetzt, da nur die gesunde Leber Galaktose in Glucose umzuwandeln vermag. Ausscheidung von Galaktose im Harn nach Galaktosebelastung deutet auf Leberschäden hin.

**D(—)-Fructose** (Lävulose, Fruchtzucker) kristallisiert als $\beta$-D-Fructopyranose. Sie ist die einzige in der Natur in größeren Mengen auftretende Ketohexose. Sie ist insbesondere in Früchten und im Honig enthalten. In gebundener Form kommt sie in der Saccharose, im Inulin und anderen Fructanen vor. Fructose wird in der Therapie wie Glucose verwendet. Da sie von der geschädigten Leber besser genutzt wird als Glucose, dient sie auch zur Leberschutztherapie. Ihre Aufnahme in die Zellen ist insulinunabhängig. Deshalb wird sie als Diabetikerzucker verwendet. Die Gewinnung erfolgt aus Saccharose oder Inulin.

Anstelle von Glucose oder Fructose können auch Invertzuckerlösungen (**Solutio Saccharosi inversi**) zur Infusionstherapie eingesetzt werden. Invertzucker ist ein durch saure Hydrolyse von Saccharose erhaltenes äquimolares Gemisch von Glucose und Fructose.

Durch sehr hohen Zuckergehalt zeichnet sich **Mel**, Bienenhonig aus. Er wird von der Honigbiene, *Apis mellifera* L. (*Apidae/Hymenoptera*), aus Nektar von Blüten (Blütenhonig) oder süßen Sekreten der Blätter bzw. Blattlausausscheidungen (Blatthonig) durch fermentative Spaltung der Saccharose im Honigmagen zu Glucose und Fructose sowie durch Wasserentzug (Stockwärme, Flügelfächeln) bereitet. Je nach Art der von den Bienen besuchten Pflanzen unterscheidet man z. B. Robinienhonig, Rapshonig, Obstblütenhonig, Lindenhonig, Wiesenblütenhonig, Heidehonig und Tannenhonig (letzterer aus Ausscheidungen von auf Koniferen lebenden Blattläusen). Honig besteht zu etwa 70% aus Invertzucker, 1—10% Saccharose sowie geringen Mengen von anderen Zuckern, von Eiweißstoffen, Vitaminen und bei Blütenhonig von Pollen. Im Honig wurden mehrere antibiotisch wirksame Substanzen nachgewiesen (u. a. Pinocembrin). Man verwendet ihn als Nahrungsmittel, wegen seiner osmotischen Wirksamkeit zur Behandlung von Bronchialkatarrhen (reflektorisch ausgelöste Sekretionssteigerung der Bronchien) und von Wunden (Antisepsis durch Dehydratation).

Einen relativ geringen Zuckergehalt (etwa 15%) weist **Gelée Royale**, Weiselfuttersaft, auf. Dafür ist sein Gehalt an Eiweißstoffen (ca. 12%), Lipiden (ca. 5%) und Vitaminen wesentlich höher als der des Honigs. Daneben enthält er Stoffe, die offenbar Hormonfunktion für den Bienenorganismus besitzen, z. B. 10-Hydroxy-dec-2-en-säure, Dec-2-en-1,10-disäure, Testosteron (oder eine strukturell ähnliche Verbindung). Er wird von den Arbeitsbienen in Futtersaftdrüsen produziert und dient zur Ernährung der Bienenlarven, die zu Bienenköniginnen heranwachsen sollen. Er wird beim Menschen zur Stoffwechselanregung angewendet.

Einen hohen Gehalt an Invertzucker besitzen auch **Pseudofructus Caricae**, Feigen. Lieferant ist *Ficus carica* L. (*Moruceae/Urticales*), der Feigenbaum, ein kleiner monözischer Baum, der vom Mittelmeergebiet bis Indien verbreitet ist, aber auch in den USA (Kalifornien) angebaut wird. Die auf der Innenseite der krugförmigen Blütenstände befindlichen Blüten werden von Gallwespen bestäubt, die die Blütenstände zur Eiablage aufsuchen. Die meisten Formen der Eßfeige entwickeln jedoch auch ohne Bestäubung Fruchtstände, die Feigen, die aus der fleischig gewordenen Blütenstandsachse, den fleischigen Perianthblättern und den Früchten bestehen. Die reifen Feigen werden in der Sonne getrocknet. Sie enthalten etwa 50% Invertzucker, daneben Schleimstoffe, Pektin sowie organische Säuren (Citronensäure, Äpfelsäure) und dienen als Nahrungsmittel und mildes Laxans.

Heptosen, insbesondere Sedoheptulose, sind ebenfalls in einer Reihe von Pflanzen nachweisbar. Abgesehen von der Rolle, die Sedoheptulose im Photosynthese- und im Pentosephosphatcyclus spielt, haben Heptosen keine pharmazeutische Bedeutung.

Octosen und Nonosen treten nur sehr sporadisch auf.

### *8.2.2. Alditole*

Alditole (Zuckeralkohole) sind aliphatische Polyalkohole, die durch Reduktion von Zuckern entstehen. Von besonderer Bedeutung sind Glycerol, D-Xylitol, D(—)-Mannitol und D(—)-Sorbitol (Abb. 5).

**Glycerol** (Glycerin) ist als Alkoholkomponente in vielen Triacylglycerolen und Glycerophospholipiden enthalten. Biogenetisch entsteht Glycerol aus Glycerol-1-phosphat, das bei Reduktion des D-Glycerinaldehydphosphats, eines Intermediärproduktes des EMBDEN-MEYERHOF-Weges, gebildet wird. Technisch gewinnt man Glycerol als Nebenprodukt der Fettverseifung und auf synthetischem Wege. Es wird in Form von Klysmen und Suppositorien als Abführmittel (lokale Reizung durch osmotische Wirkung), als Mittel zur Feuchthaltung der Haut in dermatologischen Zubereitungen und in der Galenik zur Herstellung von Gelatine-Glycerol-Globuli bzw. -Suppositorien, fettfreien Salbengrundlagen (Verhinderung des Austrocknens auf Grund der Hygroskopizität des Glycerols, Antisepsis durch osmotische Wirkung) und als Vehikel für Otalgika verwendet.

**D-Xylitol** (Xylit) tritt als Intermediat im Kohlenhydratstoffwechsel der Säugetiere auf (Xylulosecyclus). Technisch wird es als Nebenprodukt bei der Holzverzuckerung oder durch Hydrierung

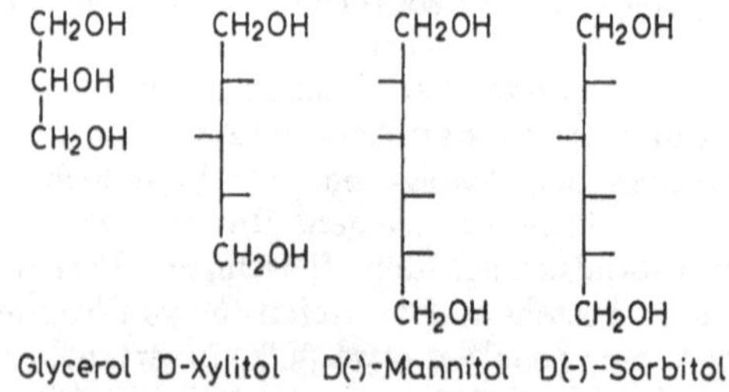


Abb. 5. Alditole (Zuckeralkohole)

von D-Xylose gewonnen. Das optisch inaktive Alditol hat etwa die Süßkraft der Saccharose und wird als Diabetikerzucker oder als energieliefernde C-Quelle in Infusionslösungen eingesetzt. Im Gegensatz zu Monosacchariden reagieren die Alditole mit den Aminosäuren der Infusionslösungen nicht zu braungefärbten Produkten (Ausbleiben der MAILLARD-Reaktion). Hohe Xylitolkonzentrationen im Blut können jedoch toxische Effekte am Gehirn oder den Nieren auslösen.

**D(—)-Mannitol** (Mannit) kommt bei Pilzen, Algen und bei einer Anzahl höherer Pflanzen, insbesondere bei Vertretern der Familien *Oleaceae* und *Scrophulariaceae,* vor. Seine technische Gewinnung erfolgt durch Hydrierung von D-Fructose oder Invertzucker (D-Mannitol und D-Sorbitol liefernd) oder aus **Manna.** Bei dieser Droge handelt es sich um den eingetrockneten Siebröhrensaft der Manna-Esche, *Fraxinus ornus* L. (*Oleaceae*/*Oleales*), eines in Südeuropa beheimateten und besonders auf Sizilien angebauten Baumes. Manna wird durch in der Ernteperiode

(Juli—September) täglich erfolgendes Anritzen der Rinde 8—20 Jahre alter Bäume gewonnen. Der austretende Saft erstarrt nach einigen Stunden. Manna besteht zu 90% aus Mannitol. Daneben sind andere Zucker, besonders das Tetrasaccharid Stachyose, enthalten. Mannitol wird, peroral gegeben, im menschlichen Organismus schwer resorbiert, ist deshalb als osmotisch wirksames Abführmittel geeignet. Hauptsächlich wird es jedoch, da im Körper kein Abbau erfolgt, parenteral appliziert, als Osmotherapeutikum bei Oligurie bzw. Anurie, bei Schockzuständen, Hirnödemen und Intoxikationen angewendet. Nach Infusion von Mannitollösungen (10%) erfolgt eine starke Steigerung der Harnausscheidung.

**D(—)-Sorbitol** (D(—)-Glucitol, Sorbit) kommt in Mengen bis zu 10% in den Früchten der Vogelbeere, *Sorbus aucuparia* L., und des Weißdornes, *Crataegus oxyacantha* L. (*Rosaceae/Rosales*), vor. Auch Kernobst und Steinobst von Vertretern der *Rosaceae* enthalten Sorbitol. Technisch gewinnt man es durch Hydrierung von Glucose. Sorbitol wird im menschlichen Körper hauptsächlich zu Fructose (neben weniger Glucose) dehydriert. Da es nur langsam resorbiert wird, besitzt es leichte Abführwirkung und wird bereits teilweise durch die Darmflora metabolisiert. Es wird als Diabetikerzucker, als Energiequelle in Infusionslösungen und als Osmotherapeutikum (schlechtere Wirksamkeit als Mannitol, Abbau!) eingesetzt. Konzentrierte Lösungen (70%ig) werden wie Glycerol verwendet.

### *8.2.3. Cyclitole*

Cyclitole sind Cycloalkane, die mehr als 3 Hydroxylgruppen besitzen. In der Natur weit verbreitet sind die Inositole (Hexahydroxycyclohexane), von denen 9 Stereoisomere existieren.

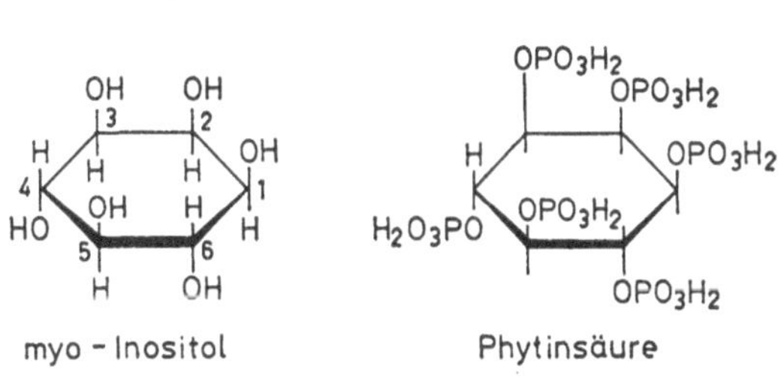


Abb. 6. Cyclitole

Am bedeutendsten ist das **myo-Inositol** (myo-Inosit, meso-Inosit). In Pflanzen kommt es frei oder als 1,2,3,4,5,6-Hexakisphospho-myo-inositol (Phytinsäure, Salze: Phytate, Ca¨-Mg¨-Salz: Phytin) vor. Im tierischen Organismus wird es, vorwiegend in Muskeln, Lunge, Leber und Hirn, frei oder an Phosphatidsäuren (Phosphatidylinositole) gebunden, nachgewiesen. Die Biosynthese erfolgt aus Glucose-6-phosphat und ist auch im tierischen Organismus bzw. durch den Menschen möglich. Zwischenprodukte des Abbaus sind D-Glucuronsäure und D-Xylose. Wie alle Bausteine der Phospholipide wird es zur Leberschutztherapie und Arterioskleroseprophylaxe eingesetzt.

Die sich von den Inositolen ableitenden Inosamine (Aminodesoxyinositole) sind als Bausteine der Aminoglykosidantibiotika von Bedeutung.

### *8.2.4. Uronsäuren*

Während Aldonsäuren und Aldarsäuren in der Natur nur sporadisch auftreten, sind Uronsäuren weit verbreitet. Wichtige Vertreter sind D(+)-Glucuronsäure, D(+)-Galakturonsäure, D(−)-Mannuronsäure, L(+)-Guluronsäure und L(+)-Iduronsäure (Abb. 7). Sie liegen als Pyranosen oder Furanosen vor. Einige von ihnen bilden leicht $\gamma$-Lactone (z. B. Glucuronsäure-3,6-lacton).

D-Glucuronsäure hat als Baustein der sauren Mucopolysaccharide und als Kopplungspartner bei der Biotransformation von Xenobiotika Bedeutung. Zusammen mit D-Galakturonsäure ist sie in pflanzlichen Schleimstoffen und einigen Heterosiden enthalten. D-Mannuronsäure und L-Guluronsäure sind die Monomere der Alginsäuren. L-Iduronsäure ist am Aufbau des Heparins beteiligt. Freie Uronsäuren wurden bisher in biologischem Material nicht gefunden.

Die Biogenese erfolgt ausgehend von Monosaccharid-Nucleosiddiphosphaten, katalysiert durch $NADH_2$-abhängige Dehydrogenasen.

### *8.2.5. Ketoaldonsäuren*

Die einzige pharmazeutisch bedeutende Ketoaldonsäure ist die L-(+)-Ascorbinsäure, das Vitamin C.

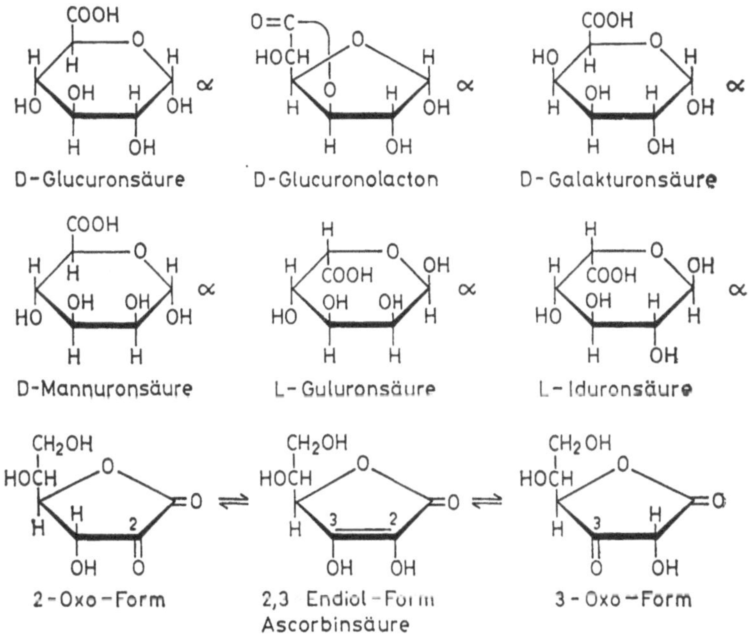


Abb. 7. Uronsäuren und Ketoaldonsäuren

### *8.2.5.1. Allgemeine Prinzipien der Vitaminwirkung*

Vitamine sind essentielle exogene Wirkstoffe, d. h. Stoffe, die in sehr kleinen Mengen dem Organismus zur Aufrechterhaltung der Lebensvorgänge von außen zugeführt werden müssen. Der Vitaminbegriff ist nicht absolut zu betrachten. Verbindungen, die für den Menschen essentiell sind, können von vielen anderen Lebewesen selbst gebildet werden. Auch die Abgrenzung des Vitaminbegriffes ist relativ unscharf. Essentielle Aminosäuren oder essentielle Fettsäuren werden gewöhnlich nicht zu den Vitaminen gerechnet.

Provitamine sind Substanzen, die vom Organismus nicht produziert, aber von ihm in Vitamine umgewandelt werden können.

Die Vitamine kann man nach ihren physiko-chemischen Eigenschaften in fettlösliche (Vitamine A, D, E, K) und wasserlösliche (Vitamine der B-Gruppe, Vitamin C) einteilen.

Der chemischen Struktur nach handelt es sich um:

- Kohlenhydratabkömmlinge (Vitamin C, s. 8.2.5.2.)
- Terpenabkömmlinge (Vitamin A, s. 14.8.)
- Steroidabkömmlinge (Vitamin D, s. 15.3.2.)
- Naphthochinonderivate (Vitamin K, s. 20.3.)
- Abkömmlinge von Aminosäuren (Vitamine der B-Gruppe, s. 28., Vitamin E, s. 18.6.).

Vitamine dienen teilweise als Coenzyme (Vitamine der B-Gruppe) als Redoxkatalysatoren (Vitamin C, Vitamin E, Vitamin K), als Vorstufen hormonartiger Stoffe (Vitamin D, teilweise auch Vitamin A) oder spielen eine Rolle bei der Reizübertragung (Vitamin A im Auge).

Die Herstellung erfolgt entweder mit mikrobiologischen Methoden (Vitamin $B_{12}$, Provitamin $D_2$), halbsynthetisch (Vitamin C, D) oder synthetisch (Vitamine $B_1$, $B_2$, $B_6$, E, K, Nicotinsäureamid).

Neben Vitaminen werden häufiger auch vitaminhaltige Drogen verwendet (Fruchtsäfte, Malzextrakt, Lebertran, Hagebutten, Medizinische Hefe usw.).

### *8.2.5.2. Ascorbinsäure als biogener Arzneistoff*

**Ascorbinsäure** (Acidum ascorbicum, Vitamin C, L(+)-2-Oxo-gulonsäure-$\gamma$-lacton) liegt in Lösung vorwiegend in der sauer reagierenden 2,3-Endiol-Form vor, die mit zwei Oxoformen im Gleichgewicht steht (Abb. 7). In Gegenwart von Sauerstoff geht sie leicht in die neutral reagierende, ebenfalls vitaminwirksame Dehydroascorbinsäure (L-2,3-Dioxo-gulonsäure-$\gamma$-lacton) über.

Bei der Biogenese wird UDPG zum UDP-Glucuronat dehydriert. Aus letzterem entsteht über Glucuronsäure-1-phosphat Glucuronsäurelacton. Nun erfolgt eine Hydrierung am C-1 unter Bildung von L-Gulonsäurelacton, das zur Ascorbinsäure dehydriert wird. Beim Menschen und einigen Tieren ist die Fähigkeit zur Durchführung der beiden letzten Schritte durch Defektmutation verloren gegangen. Als Abbauprodukt der Ascorbinsäure werden erhebliche Mengen Oxalsäure gebildet (Gefahr der Bildung von Nierensteinen bei Überangebot!).

Ascorbinsäure wird halbsynthetisch aus Glucose durch Kombination chemischer und mikrobieller Reaktionen hergestellt.

Der tägliche Bedarf wird beim Menschen auf etwa 1 mg/kg Körpergewicht geschätzt. Die Halbwertszeit im Körper beträgt etwa 20 Tage. Ascorbinsäure spielt als Cofaktor bei zahlreichen Hydroxylierungsprozessen eine Rolle (z. B. Hydroxylierung von Prolin und Lysin bei der Kollagenbiosynthese, Hydroxylierung von Steroiden, des Dopamins zu Noradrenalin, des Tryptophans zum 5-Hydroxytryptophan).

Für die Deckung des Bedarfs sind Obst und Gemüse, im Winterhalbjahr auch die Kartoffeln, von Bedeutung. Der Gehalt an Ascorbinsäure beträgt in der Kartoffel bei der Ernte etwa 0,02%, sinkt aber bis zum Frühjahr des nächsten Jahres auf etwa 0,005%. Reich an Ascorbinsäure sind die Hagebutten, **Fructus Cynosbathi** (Pseudofructus rosae, 0,5—1,7%, nach AB-DDR mindestens 0,3%), Sanddornbeeren (0,2—0,9%), Schwarze Johannisbeeren (0,1—0,15%), Paprika (0,2—0,4%) und Citrusfrüchte (0,04 bis 0,1%). Der Gehalt des Gemüses an Ascorbinsäure liegt bei 0,02 bis 0,1%. Beim Kochen werden bis zu 50% zerstört.

### *8.2.6. Aminozucker*

Aminozucker (besser Desoxyaminozucker) leiten sich formalchemisch von Monosacchariden durch Ersatz einer, selten auch mehrerer Hydroxygruppen durch Aminogruppen ab. Ihre Biogenese erfolgt aus den entsprechenden Oxo-Monosacchariden, wobei $NH_4^{\cdot}$-Ionen oder Glutamin als Aminogruppendonatoren fungieren.

Am weitesten verbreitet ist das D(+)-Glucosamin (2-Amino-2-desoxy-D-glucose). Es ist in Form seines N-Acetylderivates Baustein des Chitins und als N-Acetyl-3-O-(1-carboxyethyl)-derivat (N-Acetylmuraminsäure) Bestandteil der Zellwände gramnegativer Bakterien. Zusammen mit D(+)-Galaktosamin kommt es in den Mucopolysacchariden vor (s. 8.3.4.7.). Von besonderer Bedeutung sind die Aminozucker als Bausteine der Aminoglykosidantibiotika (s. 8.4.) und der Makrolidantibiotika (s. 19.5.3.).

## *8.3. Oligomere und polymere Kohlenhydrate*

### *8.3.1. Chemie und Terminologie*

Die bei der Lactolbildung der Monosaccharide entstandene glykosidische Hydroxylgruppe ist als Bestandteil einer Halbacetalgruppierung gegenüber nucleophilen Verbindungen sehr reaktionsfähig. Bei Reaktion mit Alkoholen oder Phenolen können unter Wasserabspaltung Acetale oder Ketale entstehen, die als Glykoside bezeichnet werden. Ist die Verbindung, die mit einer nucleophilen Hydroxylgruppe an der Bildung des Glykosids beteiligt ist, ein Mono-, Oligo- oder Polysaccharid, bezeichnet man die entstandenen, nur aus Kohlenhydratbausteinen aufgebauten Verbindungen als Holoside. Handelt es sich bei den Reaktionspartnern um „Nichtzucker" (Aglyka oder Aglykone, Sing. Aglykon), nennt man die Produkte Heteroside.

Die glykosidische Hydroxylgruppe kann auch mit nucleophilen Verbindungen vom Typ R-SH, R-NH oder R-CH unter Wasserabspaltung reagieren. Die Reaktionsprodukte nennt man im Unterschied zu den oben beschriebenen O-Glykosiden S-Glykoside (oder Thioglykoside), N-Glykoside bzw. C-Glykosylverbindungen (C-Glykoside). Ist der Reaktionspartner der glykosidischen OH-Gruppe eine Carboxylgruppe, entstehen sogenannte Acylglykoside.

Liegt der mit seiner glykosidischen Hydroxylgruppe reagierende Zucker als $\alpha$-Anomeres vor, sprechen wir von $\alpha$-Glykosiden, liegt er als $\beta$-Anomeres vor, von $\beta$-Glykosiden. Bei natürlich vorkommenden Heterosiden sind die Monosaccharide der D-Reihe fast ausschließlich $\beta$-glykosidisch gebunden. Bei denen der L-Reihe treten vorwiegend $\alpha$-glykosidische Bindungen auf.

Fast alle Glykoside werden mit Trivialnamen bezeichnet. Systematische Namen werden bei den Holosiden aus den Namen der am Aufbau beteiligten Monosaccharide gebildet. Nichtreduzierende Disaccharide (Dicarbonylverbindungen), die durch Reaktion der beiden glykosidischen Hydroxylgruppen der Monomeren gebildet wurden, betrachtet man als Glykosyl-glykoside, reduzierende Glykoside (Monocarbonylverbindungen) als Glykosylglykosen. Die endgültigen Namen ergeben sich durch Zufügung der Angabe über die Zugehörigkeit der Monosaccharidkomponenten zur D- oder L-Reihe, der Art der glykosidischen Bindung ($\alpha$- oder $\beta$-) und durch Einschub der Silben -furano- oder -pyrano- zur Kennzeichnung der Spannweite der Lactolringe. Für Saccharose ergibt sich der rationelle Name $\beta$-D-Fructofuranosyl-$\alpha$-D-glucopyranosid und für Lactose 4-O-$\beta$-D-Galaktopyranosyl-D-glucopyranose (Abb. 8). Bei Trisacchariden wird die Verknüpfungsstelle durch ein durch einen Bindestrich (oder Pfeil) getrenntes Zahlenpaar zwischen den Namen der Zucker gekennzeichnet, z. B. für Raffinose O-$\alpha$-D-Galaktopyranosyl-(1-6)-$\alpha$-glucopyranosyl-$\beta$-D-fructofuranosid.

Die Anwendung von Kürzeln zur Kennzeichnung der Strukturen von Oligosacchariden oder von Teilstrukturen von Polysacchariden ist möglich. Dabei werden die ersten drei Buchstaben des Trivialnamens (für Glucose jedoch Glc), zur Kennzeichnung der Größe der Ringe f (furano) oder p (pyrano) und zur Angabe der Verknüpfungsstellen Zahlen (durch eine Leerstelle abgetrennt oder in Klammern) vor und hinter (bei Verzweigungen auch unter oder über) den Kürzeln angewendet, z. B. Saccharose: β-D-Fruf 2-1 α-D-Glcp, Lactose: β-D-Galp 1-4 D-Glcp. Uronsäuren werden durch Anhängung des Buchstaben A (acid) und 2-Aminozucker durch N ausgewiesen (z. B. GlcpA für Glucopyranuronsäure, GalN für Galaktosamin).

Bei Heterosiden wird der rationelle Name aus dem Namen des Aglykons (bei einfachen Aglyka auch aus dem Namen des gebundenen Restes, also statt Ethanol Ethyl-), der Nummer des C-Atoms, an der der Zuckerrest gebunden ist, und dem Namen des Monosaccharids bzw. Oligosaccharids unter Ersatz der Endung 'e' durch '-id' gebildet, für Rutin z. B. Quercetin-3-(5-β-L-rhamnopyranosyl)-β-D-glucopyranosid. Auch Trivialnamen von Oligosacchariden oder Kurzformen werden angewendet: Quercetin-3-rutinosid oder Quercetin-3-rhamnoglucosid.

### 8.3.2. *Stoffwechsel der Glykoside*

Die Biogenese von Glykosiden erfolgt durch Übertragung von aktiven Monosaccharidresten von Donatoren auf Monosaccharide, Oligosaccharide oder Polysaccharide (Entstehung von Holosiden) bzw. Aglyka (Entstehung von Heterosiden). Derartige Donatoren sind Glykosylnucleosiddiphosphate, insbesondere UDP-Monosaccharide (s. S. 59). Aber auch ADP-Monosaccharide, GDP-Monosaccharide, d-TDP-Monosaccharide, d-UDP-Monosaccharide, CDP-Monosaccharide und Oligosaccharide kommen in Betracht. Bei der Übertragungsreaktion von Glykosylresten von Nucleosiddiphosphatmonosacchariden auf einen Reaktionspartner handelt es sich um eine Transglykosylierungsreaktion, die auf Grund des hohen Energiegehaltes der Glykosidbindung der Nucleosiddiphosphatmonosaccharide exergonisch ist. Katalysiert werden diese Transglykosylierungen durch spezifische Glykosyltransferasen. So ist beispielsweise die UDPG-D-Fructose-2-glykosyltransferase (EC 2.4.1.13) für die Übertragung des Glucoserestes von UDPG auf die glykosidische OH-Gruppe der D-Fructose unter Bildung von Saccharose verantwortlich.

Die Monosaccharideinheiten werden bei der Bildung von Polysacchariden oder Oligosiden (Heteroside, die am Aglykon oligomere Zuckerketten tragen) schrittweise angelagert. Bei den Polysacchariden dient ein Keimpolysaccharid, ein sog. „primer“ als Glykosylakzeptor. Kettenverzweigungen werden durch „verzweigende Enzyme“ gebildet, die einen Oligosaccharidrest vom Ende der wachsenden Polysaccharidkette auf eine andere Stelle der Kette transglykosylieren (z. B. bei der Biogenese des Glykogens und Amylopektins).

Die Spaltung von O-, S- oder N-Glykosiden erfolgt hydrolytisch. Bei Polysacchariden ist auch eine phosphorolytische Spaltung bekannt. C-Glykosylverbindungen sind nur oxidativ spaltbar. Katalysiert wird die Hydrolyse durch Glykosidasen, die mehr oder weniger spezifisch sind. Die Spezifität bezieht sich auf die Art der Glykosidbindung (O-, N- oder S-Glykoside), die Konfiguration des die Glykosidbindung tragenden C-Atoms ($\alpha$ oder $\beta$), die Konfiguration der übrigen C-Atome, die Spannweite des Lactolringes (Pyranoside oder Furanoside) und bei Holosiden auf die Molekülgröße. Als Beispiele seien genannt: $\alpha$-D-Glucosid-glucohydrolase (EC 3.2.1.20), die aus $\alpha$-Glucosiden und $\beta$-D-Glucosid-glucohydrolase (EC 3.2.1.21), die aus $\beta$-Glucosiden Glucose abspalten, sowie Invertase ($\beta$-D-Fructofuranosid-fructohydrolase, EC 3.2.1.26), die aus $\beta$-Fructofuranosiden (z. B. Saccharose) D-Fructose freisetzt, $\alpha$-Amylase ($\alpha$-1,4-Glucan-4-glucanohydrolase (EC 3.2.1.1), die in $\alpha$-1,4-verknüpften Glucanen, die aus mindestens 3 Monosaccharideinheiten aufgebaut sind, die Bindungen löst, $\beta$-Amylase ($\alpha$-1,4-Glucan-maltohydrolase, EC 3.2.1.2), die bei $\alpha$-1,4-verknüpften Glucanen am nicht reduzierenden Ende beginnend, Maltose-Einheiten abspaltet, Glucoamylase ($\alpha$-1,4-Glucan-glycohydrolase, EC 3.2.1.3), die bei $\alpha$-1,4-verknüpften Glucanen vom nicht reduzierenden Ende D-Glucose freisetzt und die Cellulase ($\beta$-1,4-Glucan-4-glucanohydrolase, EC 3.2.1.4), die $\beta$-4,1-Bindungen im Cellulosemolekül hydrolysiert.

### 8.3.3. *Oligosaccharide als biogene Arzneistoffe*

Von den natürlich vorkommenden Oligosacchariden sind die Disaccharide Saccharose, Maltose und Lactose von pharmazeutischer Bedeutung. Als verbreitete Pflanzeninhaltsstoffe sind weiterhin erwähnenswert die Trisaccharide Raffinose (s. 8.3.1.), beispielsweise als Begleiter der Saccharose in der Zuckerrübe auftretend, und die Gentianose ($\beta$-D-Glcp 1-6 $\alpha$-D-Glcp 1-2 $\beta$-D-Fruf), ein Speicherstoff der *Gentianaceae.* Als Tetrasaccharid sei die Stachyose ($\alpha$-D-Galp 1-6 $\alpha$-D-Galp 1-6 $\alpha$-D-Glcp 1-2 $\beta$-D-Fruf) genannt, die insbesondere in Samen und Wurzeln von *Lamiaceae* und *Fabiaceae* vorkommt.

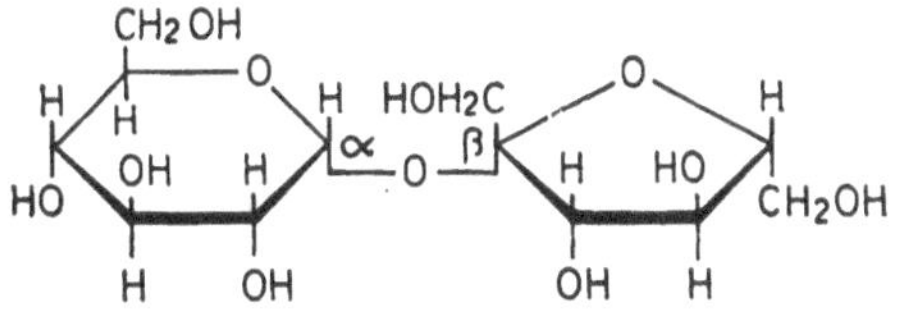

β-D-Fructofuranosyl-α-D-glucopyranosid

Saccharose

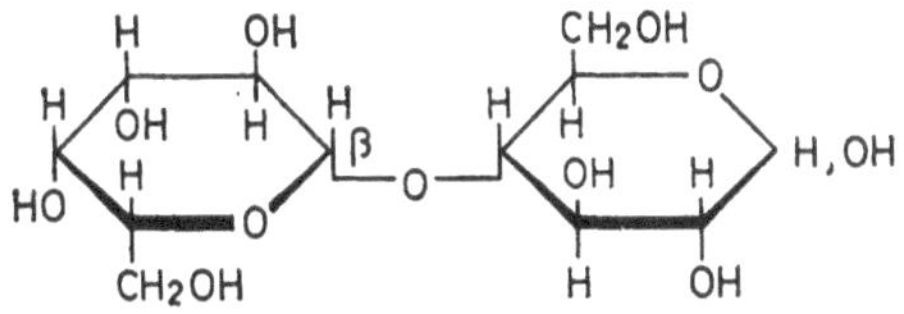

4-O-β-D-Galaktopyranosyl-D-glucopyranose

Lactose

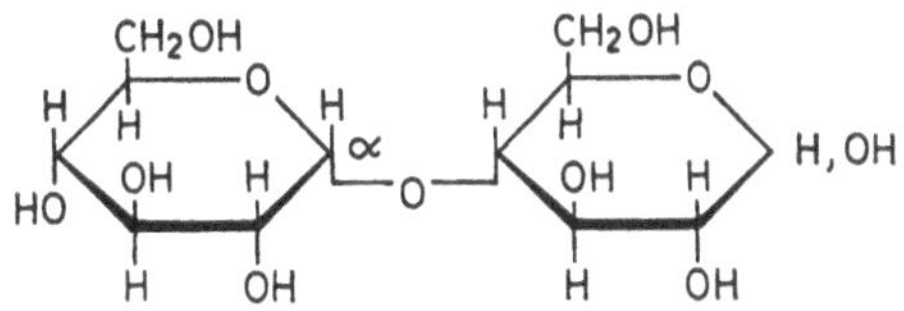

4-O-α-D-Glucopyranosyl-D-glucopyranose

Maltose

Abb. 8. Disaccharide

**Saccharose** (Saccharosum, Saccharum, Sucrosum, Rohrzucker, Abb. 8) ist im Pflanzenreich weit verbreitet. Sie stellt die Transportform der Kohlenhydrate, bisweilen begleitet von anderen Oligosacchariden (z. B. Raffinose) oder Alditolen (z. B. Mannitol) dar. Bei einigen Pflanzen dient sie auch als Speicherstoff. Zur Wiedereinbeziehung in den pflanzlichen Stoffwechsel wird sie in Glucose und Fructose oder energetisch günstiger in Gegenwart von UDP in UDPG und Fructose gespalten.

Weltwirtschaftlich genutzte Lieferanten für Saccharose sind etwa zu gleichen Teilen Zuckerrohr, *Saccharum*-Hybriden (*Poaceae/Poales*), mit 9—17% Saccharose im Preßsaft des Stengels, und Zuckerrübe, *Beta vulgaris* L. ssp. *rapacea* (KOCH) DÖLL var. *altissima* DÖLL (*Chenopodiaceae/Caryophyllales*), mit 12—20% Saccharose im Preßsaft der Rüben. Die Zuckerrohrpflanze ist ein ausdauerndes, bis 6 m hoch werdendes Gras. Die Kulturform stellt einen Hybrid aus mehreren *Saccharum*-Arten dar, dessen Stammformen wahrscheinlich auf Neuguinea beheimatet waren. Hauptanbauländer sind Indien (22% des Weltanbaus), Brasilien (14%) und Kuba (8%). Die Zuckerrübe ist die Kulturform der an den europäischen Meeresküsten beheimateten *Beta maritima* (L.) THELLG. Hauptanbauländer sind die UdSSR (31% des Weltanbaus), die USA (10%) und Frankreich (9%). Andere Saccharoselieferanten wie Zuckerahorn, *Acer saccharum* MARSH. (USA und Kanada), verschiedene Palmen-Arten (z. B. Palmyrapalme, *Borassus flabellifer* L., Kambodscha; Zuckerpalme, *Arenga pinnata* (WURMB.) MERR., Hinterindien und Indonesien) und Zuckerhirse, *Sorghum dochna* (FORSK.) SNOWDEN (USA), haben nur örtliche Bedeutung.

Rohrzucker dient vorwiegend als Nahrungs- und Genußmittel. Dem hohen Verbrauch (in Nordamerika und Europa Pro-Kopf-Verbrauch 35—45 kg im Jahr) wird das gehäufte Auftreten einer Reihe von Erkrankungen (z. B. Karies, Diabetes, Nierenerkrankungen, Bluthochdruck, Herzerkrankungen, Proteinmangelerkrankungen) angelastet. In der Pharmazie wird er als Geschmackskorrigenz, osmotisch wirksames Konservierungsmittel, die Auflösung verzögernder Zusatz zu Oraltabletten und Bestandteil von Expektoranzien (osmotisch ausgelöste reflektorische Steigerung der Sekretproduktion der Bronchien) eingesetzt.

**Lactose** (Lactosum, Saccharum lactis, Abb. 8) kristallisiert bei Temperaturen unter 93 °C als Monohydrat der α-Form (Handelsprodukt). Sie ist in der Milch der Säugetiere in Konzentrationen von 4—7% enthalten und wird aus Molke gewonnen. Sie dient in der Galenik als Füllmittel und wird therapeutisch als mildes Laxans und zur Normalisierung der Darmflora benutzt.

**Lactulose** (β-D-Galp 1-4 D-Fruf) wird durch Behandlung von Lactose mit verdünnten Alkalien hergestellt. Sie hat bifidogene Wirkung (Förderung des Wachstums von *Bacillus bifidus* im Darm von Säuglingen, dadurch Verhinderung der Ansiedlung von pathogenen Fäulniserregern) und hemmt durch Säuerung des Darminhaltes die Resorption von $NH_4^{\cdot}$-Ionen. Sie wird als mildes Abführmittel und bei Lebererkrankungen angewendet.

**Maltose** (Abb. 8) ist der Hauptbestandteil von **Extractum Malti**, dem Malzextrakt. Zur Gewinnung des Malzextraktes werden Gerstenkörner 2–3 Tage in Wasser gequollen. Nach dem Abtropfen läßt man sie 7–9 Tage bei etwa 15 °C keimen. Während des Keimungsprozesses werden in den Körnern Amylasen (bevorzugt $\alpha$-Amylase, s. S. 72) gebildet, die die Reservestärke des Endosperms hydrolysieren. Dabei entstehen neben Dextrin vorwiegend Maltose und Isomaltose. Anschließend wird gemahlen und der Verzuckerungsvorgang durch Erhitzen mit Wasser bei etwa 60 °C zu Ende geführt (Maischen). Zur Verkleisterung der Stärke, die Voraussetzung für eine rasche hydrolytische Spaltung ist, werden Portionen des Ansatzes gekocht und dann zum amylasehaltigen, auf 60 °C temperierten Ansatz zurückgegeben. Nach Filtration wird, möglichst im Vakuum, eingedickt oder durch Sprühtrocknung vom Wasser befreit. Malzextrakt enthält hauptsächlich Maltose (mindestens 55%), daneben Dextrin (höchstens 12%), Vitamine der B-Gruppe, Aminosäuren, Mineralsalze und Amylasen. Er wird als Roborans benutzt. Wegen seiner leicht abführenden Wirkung wird er auch bei chronischen Obstipationen bei Kleinkindern angewendet.

### *8.3.4. Polysaccharide als biogene Arzneistoffe*

#### *8.3.4.1. Allgemeines*

Polysaccharide, die nur aus Monomeren einer Art aufgebaut sind, bezeichnet man als Homopolysaccharide (Homoglykane), solche die verschiedenartige Monomere enthalten, heißen Heteropolysaccharide (Heteroglykane). Je nach Art der Bausteine spricht man bei Homopolysacchariden z. B. von Glucanen, Mannanen, Galaktanen, Arabanen, Xylanen und bei Heteropolysacchariden z. B. von Galaktomannanen, Glucoxylanen, Arabinogalaktoxylanen. Polymere, die überwiegend aus Uronsäuren aufgebaut sind, nennt man auch Polyuronide (Glykuronane).

Wie andere in der Natur vorkommende Polymere bilden auch Polysaccharide räumliche Überstrukturen, die durch Wasserstoffbrücken, Dipolkräfte und Ionenbindungen stabilisiert werden. Der höchste Ordnungsgrad wird durch eine maximale Ausbildung von Wasserstoffbrücken zwischen gestreckten Polysaccharidketten (z. B. bei $\beta$-Glucanen wie der Cellulose, Abb. 9) erreicht. Es werden Fasern gebildet, die wegen der nur in geringem Maße erfolgenden Hydratation in Wasser nicht kolloidal gelöst werden. Bei α-Glucanen (z. B. bei Amylose) und insbesondere bei verzweigten Heteropolysacchariden sind die zwischenmolekularen Kräfte nur schwach. Derartige Moleküle hydratisieren leicht, quellen also stark und lösen sich, teilweise erst beim Erhitzen, kolloidal. Durch Umordnung der zunächst geknäult vorliegenden Ketten zu dreidimensionalen Gittern, gehen die Hydrosole beim Abkühlen in Hydrogele über. Dieser Vorgang ist bei Erhöhung der Temperatur umkehrbar (Schmelzen).

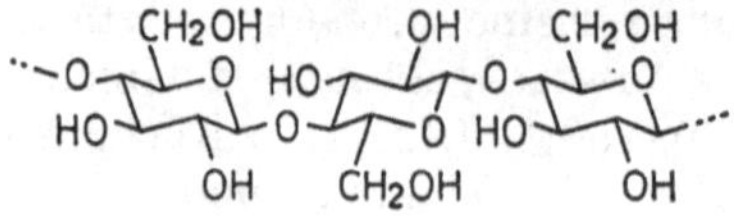

Cellulose

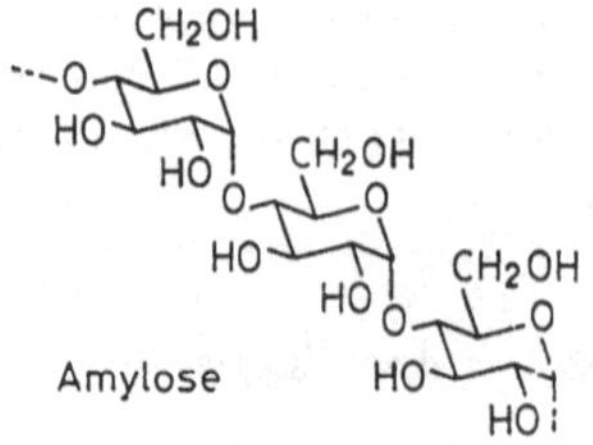

Amylose

Abb. 9. Konformationsformeln von Glucanen (Teilstrukturen)

Polysaccharide sind als Reservestoffe und Bausteine von Zellwänden bzw. Interzellularsubstanzen im Pflanzen- und Tierreich weit verbreitet. Von besonderer pharmazeutischer Bedeutung sind die Glucane Stärke, Cellulose und Dextran, das Fructosan Inulin sowie die Galaktansulfate der Meeresalgen, Polyuronide, komplexe Pflanzenschleime und einige Mucopolysaccharide.

### *8.3.4.2. Glucane*

#### *8.3.4.2.1. Stärke*

Zur Speicherung der Kohlenhydrate bedienen sich die höheren Pflanzen meistens osmotisch wenig wirksamer Verbindungen, hauptsächlich der Stärke, seltener auch des Inulins, der Hemicellulosen oder anderer Oligo- bzw. Polysaccharide. Diese Verbindungen sind metabolisch weitgehend inert. Ihre Wiedereinbeziehung in den Stoffwechsel kann durch die Aktivität eines Enzyms — einer Hydrolase oder Phosphorylase — reguliert und damit leicht beherrscht werden.

Während einige Pflanzen, insbesondere *Monocotyledoneae*, ihre Photosyntheseprodukte sofort in die Transportform Saccharose umwandeln, führen andere Pflanzenarten mit weniger leistungsfähigen Transportsystemen die Assimilationsprodukte zunächst, zumindestens zum Teil, in den Chloroplasten in sogenannte Assimilationsstärke über, die in den nächtlichen Photosynthesepausen, wahrscheinlich phosphorolytisch, zerlegt und in die Transportform Saccharose transformiert wird. In den Amyloplasten der Speicherorgane wird aus Saccharose die Speicherstärke aufgebaut.

Reservestärke kommt in Form 2—200 µm großer Körner von für die einzelnen Pflanzenarten charakteristischer Gestalt, besonders in ausdauernden Organen der Pflanzen wie Wurzeln, Rhizomen, Knollen, Samen und im Mark der Bäume vor. Stärkekörner zeigen meistens um ein Bildungszentrum konzentrisch oder exzentrisch verlaufende Schichtungslinien, die durch unterschiedliche Packungsdichte der Moleküle bedingt sind und durch unterschiedlichen Wassergehalt sichtbar werden. Bisweilen treten in einem Amyloplasten mehrere Bildungszentren auf. Dann entstehen aus sich gegenseitig abplattenden Teilkörnern bestehende, zusammengesetzte Körner, die bei mechanischer Beanspruchung leicht zerfallen. Die Stärkekörner zeigen im polarisierten Licht Doppelbrechung und den Charakter von Sphärokristallen. Diese Eigenschaft kommt wahrscheinlich dadurch zustande, daß die Molekülketten, die eine steile Helix mit 3 Monosaccharidresten pro Umlauf bilden, im Stärkekorn vorwiegend radiär verlaufen.

Stärke quillt in kaltem Wasser und löst sich beim Erhitzen auf 60—70 °C kolloidal. Konzentrierte Lösungen gelieren beim Abkühlen.

Stärke läßt sich in 2 Fraktionen zerlegen, in Amylose und Amylopektin. Amylose (Abb. 10) ist ein Linearpolymeres aus 1,4-$\alpha$-glykosidisch verknüpften Glucopyranoseeinheiten. Disaccharideinheit der Amylose ist die Maltose. Das Molekül ist schraubig geordnet. In Lösung kommen auf einen Umlauf 6 Glucoseeinheiten. Die Molmasse beträgt $10^4$—$10^5$. Amylose bildet mit Iod eine blaugefärbte Einschlußverbindung, die bis zu 20% Iod enthalten kann. Amylopektin besteht aus 1,4-$\alpha$-glykosidisch verknüpften Glucoseketten, die aus 20—25 Glucose-

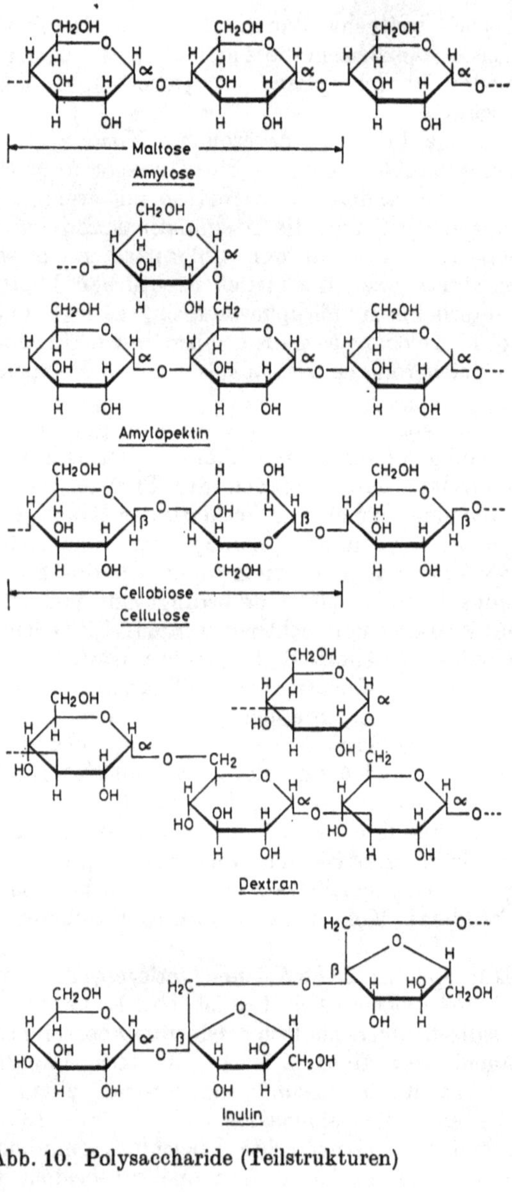


Abb. 10. Polysaccharide (Teilstrukturen)

einheiten zusammengesetzt sind. Diese Ketten sind durch α-glykosidische 1,6-Bindungen (auch einige 1,3-Bindungen werden angenommen) zu stark verzweigten Molekülen von Molmassen von $10^6-10^7$ zusammengeschlossen. Die Disaccharideinheiten des Amylopektins sind Maltose und Isomaltose (α-D-Glcp 1-6 D-Glcp). Die mit Iod gebildete, rötlich gefärbte Einschlußverbindung enthält maximal 0,8% Iod. Beim Amylopektin kommen häufiger als bei der Amylose esterartig am Molekül gebundene Phosphorsäurereste vor. Der Anteil des Amylopektins in der Stärke ist meistens größer als der der Amylose.

Ähnlich aufgebaut wie das Amylopektin ist das bei Tieren, Pilzen und Bakterien vorkommende Reservepolysaccharid Glykogen. Es unterscheidet sich vom Amylopektin durch die stärkere Verzweigung des Moleküls. Die das Glykogen aufbauenden Ketten sind etwa 9 Glucoseeinheiten lang.

Die Biosynthese der Stärke erfolgt durch Transglykosylierung von durch Bindung an ADP aktivierten Glucoseresten auf das nichtreduzierende Ende eines Keimpolysaccharides unter Ausbildung von 1,4-α-glykosidischen Verknüpfungen. Durch Transfer von Bruchstücken des wachsenden Moleküls auf C-6-ständige OH-Gruppen im gleichen Molekül oder in anderen Molekülen durch ein spezielles Enzym (Q-Enzym) werden die 1,6-Verzweigungen gebildet. Die Keimpolysaccharide entstehen in Umkehrung der phosphorolytischen Spaltung aus Glucose-1-phosphatmolekülen.

Die fermentative Hydrolyse der Stärke erfolgt durch α-, β- oder γ-Amylasen (s. S. 72). α-Amylasen kommen im pflanzlichen und tierischen Organismus sowie bei Mikroorganismen vor. Sie sind Endoamylasen, d. h., sie greifen das Stärkemolekül im Innern an, wobei zunächst große Bruchstücke, die Dextrine, entstehen, die weiter zu Maltose, beim Amylopektin auch zu Isomaltose, und Glucose zerlegt werden. β-Amylasen sind im Pflanzenreich verbreitet. Sie sind Exoamylasen, d. h., sie spalten α-1,4-Glucane vom Kettenende her. Dabei wird Maltose gebildet. Wahrscheinlich wird das intakte Korn der Reservestärke nur von α-Amylasen angegriffen, während β-Amylasen den Abbau der gebildeten Dextrine besorgen. Für die Spaltung der 1,6-Bindungen der Dextrine sind spezielle Enzyme verantwortlich (bei Pflanzen das R-Enzym, bei Tieren Amylo-1,6-glucosidase). γ-Amylasen, die in der Leber und bei Mikroorganismen vorkommen, sind Exoamylasen, die Glucosereste abspalten. Phosphorylasen sind in der Lage, Stärke unter Bindung anorganischen Phosphats zu Glucose-1-phosphatmolekülen zu zerlegen.

Zur Gewinnung von Stärke werden die stärkereichen Pflanzenteile, meistens naß, zerkleinert. Der Brei wird mit Wasser aufgeschlämmt, durch mechanische Beanspruchung (Bürsten, Kneten) werden die Stärkekörner aus den Zelltrümmern oder, bei Getreidestärken, aus der Kleberproteinumhüllung gelöst, durch Siebe von groben Anteilen befreit sowie durch Schlämmen gereinigt und nach Korngröße sortiert. Getrocknet wird bei Temperaturen um 30 °C (Gefahr der Verkleisterung!).

Die Hauptmenge der gewonnenen Stärke wird in der Nahrungsmittel- bzw. in der Textilindustrie (Appreturen) verwendet oder zu Glucose verarbeitet. In der Pharmazie benutzt man sie vorwiegend wegen ihrer physikalischen Eigenschaften. Wegen des großen Wasseraufnahmevermögens, wegen der Förderung der Verdunstung durch Vergrößerung der verdunstenden Oberfläche und der dadurch bedingten Kühlwirkung, wegen der Adsorptionsfähigkeit für Wundsekrete und Hautfett sowie wegen der Fernhaltung mechanischer Reize von der Haut durch Trockengleitwirkung sind besonders die kleinkörnigen Stärken als Pudergrundlagen geeignet. Auf Grund ihres Quellungsvermögens werden sie als Tablettensprengmittel eingesetzt. Weiterhin dient Stärke als Grundlage für fettfreie Salben und als Diätetikum.

Wegen der Kleinheit der Stärkekörner (Teilkörner 4—6 µm) ist **Amylum Oryzae**, Reisstärke, besonders wertvoll. Sie wird aus dem Endosperm der Körner des Reises, *Oryza sativa* L. (*Poaceae/Poales*), eines etwa 1 m hohen Rispengrases, gewonnen. Die Hauptanbaugebiete dieser sehr alten Kulturpflanze liegen in tropischen und subtropischen, wasserreichen Gebieten Asiens. Hauptproduzenten sind China, Indien, Indonesien, Bangladesh und Japan. Die meisten Kulturreis-Sorten benötigen bis zur wefruchtung einen überschwemmten Erdboden. Zur Stärkege-Binnung werden vorwiegend bei der Reisaufbereitung anfallende zerbrochene Körner und Polierabfälle verwendet.

**Amylum Tritici**, Weizenstärke, stammt aus den Körnern des Weizens, *Triticum aestivum* L. (*Poaceae/Poales*). Neben dieser Art wird insbesondere in ariden Gebieten auch *T. durum* DESF. angebaut. Hauptanbauländer für Weizen sind UdSSR, USA, China, Indien, Kanada, Frankreich und die Türkei.

Ausgangsprodukt für die Herstellung von **Amylum Maidis**, Maisstärke, sind die Körner von *Zea mays* L., dem Mais (*Poaceae/Poales*), einer monözischen Kulturpflanze, die auf dem amerikanischen Kontinent beheimatet ist. Sein Anbau erfolgt vorwiegend zwischen 58° nördlicher und 40° südlicher Breite. Fast die Hälfte der Maisernte wird in den USA eingebracht. Es folgen als weitere bedeutende Produzenten China und Brasilien. Die Maisstärke weist Körnergrößen von 10—20 μm auf.

Während der Stärkegehalt der genannten Poaceen-Früchte 60—70% beträgt, enthalten die unterirdischen Sproßknollen der Kartoffel, *Solanum tuberosum* L. (*Solanaceae/Scrophulariales*), nur 16—22% (Extremwerte 8—30%). Die Kartoffel, die **Amylum Solani**, Kartoffelstärke, liefert, ist in den Anden Boliviens und Perus beheimatet. Aus den Wildformen züchterisch erhaltene tetraploide Kulturformen werden heute in fast allen Erdteilen angebaut. Grundnahrungsmittel ist die Kartoffel jedoch nur in europäischen Ländern und in Teilen Nordamerikas. Die wichtigsten Erzeugerländer sind UdSSR, Polen, China, USA, BRD und DDR, Hauptexporteure sind die Niederlande, Frankreich und Polen. Wegen der Größe der Stärkekörner (5—100 μm) ist die Kartoffelstärke als Pudergrundlage nicht geeignet. Man verwendet sie vorwiegend zur Herstellung von Glucose, Dextrin, Stärkekleister, zum Appretieren von Geweben und nach dem Maischen mit Gerstenmalz zur Vergärung zwecks Gewinnung von Ethanol.

Weitere Stärkelieferanten sind **Maniok**, die Wurzelknollen des in Brasilien beheimateten Maniokstrauches, *Manihot esculenta* CRANTZ (*Euphorbiaceae/Euphorbiales*, Hauptanbauländer Brasilien, Indonesien, Zaire und Nigeria), **Yam**, die Sproßknollen von *Dioscorea*-Arten (*Dioscoreaceae/Liliales*), einjährigen, in Südostasien und Westafrika beheimateten Kletter- und Schlingpflanzen (Hauptanbauländer China, Japan, Korea, Nigeria), **Batate**, die Wurzelknollen von *Ipomoea batatas* (L.) LAM. (*Convolvulaceae/Polemoniales*), einer wahrscheinlich im tropischen Südamerika heimischen Windenpflanze (Hauptanbauländer Japan und Indonesien), **Pfeilwurz**, die unterirdischen Sproßknollen von *Maranta arundinacea* L. (*Marantaceae/Zingiberales*), in Südamerika beheimateten 1—3 m hohen Stauden (Hauptanbaugebiete Westafrika und Ostindien) und die bis 15 m hohe **Sagopalme**, *Metroxylon sagu* ROTTB. (*Arecaceae/Arecales*), die auf dem Malaiischen Archipel vorkommt und deren Markparenchym bis zu 40% Stärke enthält.

Einen weitgehenden Abbau erleidet die Stärke bei der Herstellung von Dextrin. Zu diesem Zweck wird sie mit verdünnten Mineralsäuren auf 100—120 °C erhitzt oder nach dem Trocknen bei 160—220 °C geröstet. Das erhaltene **Dextrinum flavum** kann durch Fällung mit Ethanol aus wäßrigen Lösungen gereinigt werden (**Dextrinum album**). Dextrin löst sich in kaltem Wasser und reagiert mit Iodlösung unter Rotfärbung. Es dient zum

Einstellen des Wirkstoffgehaltes von Trockenextrakten und als Gegensprengmittel bei der Herstellung von Lutschtabletten. In der Technik verwendet man es zur Produktion von Leimen und Appreturen.

### *8.3.4.2.2. Cellulose*

Cellulose ist ein Homopolysaccharid, das aus 1,4-$\beta$-glykosidisch verknüpften Glucopyranoseresten aufgebaut ist. Disaccharideinheit ist die Cellobiose (Abb. 10). Die Zahl der pro Molekül gebundenen Glucosereste liegt zwischen 500—15000. Damit wird eine Länge des Moleküls von 7 µm und eine Masse von $2{,}5 \cdot 10^6$ Dalton erreicht. Die gestreckten Moleküle (Abb. 9) sind durch intramolekulare Wasserstoffbrücken zwischen benachbarten Glucoseresten stabilisiert und durch intermolekulare Wasserstoffbrücken zu einer Hierarchie faserförmiger Aggregate zusammengeschlossen (Elementarfibrillen, ca. 36 Molekülketten stark, Durchmesser 3,5 nm; Mikrofibrillen, Durchmesser 5—30 nm; Fibrillen, Durchmesser 200 nm). In den Molekülaggregaten alternieren Bereiche mikrokristalliner Struktur (Kristallite, Micellen) mit amorphen Bereichen. Über den Molekülverlauf in den Aggregaten gibt es unterschiedliche Vorstellungen (antiparalleler, paralleler oder gefalteter Verlauf).

Cellulose ist ein Strukturpolysaccharid der Zellwände der meisten Pflanzen. Nur bei einigen Algen und bei der Mehrzahl der Pilze fehlt sie. Ihr Anteil am Zellwandmaterial beträgt 25 bis 50%. Sie wird von Pektinen (bis zu 50%), Hemicellulosen (bis zu 50%) und in verholzten Zellwänden von Lignin (bis 55%) begleitet. Während ihr Polymerisationsgrad in primären Zellwänden sehr uneinheitlich und niedrig ist (durchschnittlich 1500) ist er in sekundären Zellwänden relativ einheitlich und hoch (durchschnittlich 15000). In der Primärwand sind die Cellulosefasern der Membran regellos aufgelagert (Streutextur), in der Sekundärwand verlaufen sie parallel in Richtung der hauptsächlichen mechanischen Beanspruchung (Paralleltextur). Die Verkittung der Cellulosefasern erfolgt in den Primärwänden vorwiegend durch Pektine, in den Sekundärwänden durch Hemicellulosen, bei verholzten Zellen durch Lignin.

Cellulose wird auf Grund ihres hohen Polymerisationsgrades und der starken intra- und intermolekularen H-Brückenbildung kaum hydratisiert und ist wasserunlöslich. Mit Iodlösung reagiert sie nur nach Vorbehandlung mit Zinkchloridlösung oder 70%iger Schwefelsäure unter Blaufärbung.

Hemicellulosen (Polyosen) sind eine Gruppe schwer abgrenzbarer wasserunlöslicher, aber mit Alkalien extrahierbarer Cellulosebegleiter. Sie sind Homo- oder Heteropolysaccharide mit linearen oder verzweigten Ketten. Bausteine sind u. a. D-Glucose, D-Mannose, D-Galaktose, D-Xylose, 4-O-Methyl-D-glucuronsäure, L-Arabinose, D-Glucuronsäure, L-Rhamnose und L-Fucose. Die Verknüpfung erfolgt vorwiegend 1,4-$\beta$-glykosidisch mit Verzweigungen an den C-Atomen 3 oder 6. In der Primärwand kommen vorwiegend Xyloglucane, in der Sekundärwand Glucomannane vor. Die Hemicellulosen können im Gegensatz zur Cellulose teilweise wieder in den Stoffwechsel einbezogen werden (z. B. in Samen oder im Getreidehalm).

Die Biogenese der Cellulose erfolgt wie die anderer Polysaccharide mit durch Bindung an Nucleosiddiphosphate aktivierten Glucoseresten (vorwiegend GDPG oder UDPG).

Der Abbau der Cellulose kann durch das Ferment Cellulase ($\beta$-1,4-Glucan-glucanohydrolase, EC 3.2.1.4.) katalysiert werden. Primär entstehen dabei Cellodextrine, die weiter zu Cellobiose und Glucose gespalten werden können. Cellulasen kommen bei Bakterien und Pilzen, nicht aber bei höheren Tieren, vor (Nutzung der Cellulasen der Mikroflora des Darmes oder des Pansens). Auch bei höheren Pflanzen wurden Cellulasen gefunden.

Um fast reine Cellulose handelt es sich bei der Baumwolle, den bis 4 cm langen und etwa 40 µm starken Samenhaaren, vorwiegend der Kulturformen von *Gossypium arboreum* L., *G. herbaceum* L., *G. vitifolium* Lam. und *G. hirsutum* L. (*Malvaceae/Malvales*). Hauptanbauländer sind UdSSR, USA und China. Weitere nennenswerte Produktionsländer sind Indien, Pakistan, Brasilien, Türkei, Ägypten, Mexiko, Sudan und Syrien. Die krautigen oder strauchförmigen Pflanzen werden einjährig kultiviert. Für medizinische Zwecke werden die von den Samen entfernten Flughaare zur Verbesserung der Saugfähigkeit mit Alkalien oder organischen Lösungsmitteln entfettet. Danach wird mit Peroxiden oder Hypochloriten gebleicht und gut gewaschen. Anschließend wird meistens „gekrempelt", d. h., mit Hilfe von mit Stiften versehenen Walzen werden die Fasern parallel ausgerichtet und zu einem Wattevlies vereinigt. Die Baumwolle ist, wegen des großen Wasseraufnahmevermögens und ihrer auch im nassen Zustand guten Formbeständigkeit, hervorragend als **Verbandwatte** (Gereinigte Baumwolle, Lanugo gossypii adsorbens, Gossypium depuratum) geeignet. Das Wasser wird größtenteils kapillar (die Haare sind röhrenförmig) gebunden. Außerdem wird sie auch zur Herstellung von **Verbandmull** (Verbandgaze, Tela gossypii adsorbens, Tela depurata) verwendet.

Ebenfalls ein Celluloseprodukt ist **Verbandzellstoff** (Cellulosum ligni depuratum), der aus dem Celluloseanteil des Holzes besteht. Zu seiner Gewinnung wird zerkleinertes Holz zur Entfernung des Lignins und anderer Cellulosebegleiter mit Calciumhydrogensulfitlösungen (Sulfitzellstoff), mit Lösungen von NaOH, $Na_2S$, $Na_2CO_3$ und $NaSO_4$ (Sulfatzellstoff) oder seltener nur mit Natronlauge (Natronzellstoff) unter Druck einige Stunden erhitzt. Nach dem Bleichen, Reinigen und Auswaschen wird in Wasser aufgeschwemmt, auf Siebbänder aufgebracht und die gebildete dünne Faserschicht auf geheizte Trommeln übertragen, dort zu mehreren Lagen vereint und getrocknet.

Zur Herstellung von **Zellwolle** (Zellwollwatte, Lanugo cellulosi adsorbens, Cellulosum regeneratum) wird die aus dem Holz gewonnene Cellulose mit Natronlauge und Schwefelkohlenstoff in das Xanthogenat überführt, dessen Lösung durch feine Düsen in ein saures Fällbad gepreßt wird. Durch Rückbildung der Cellulose werden feine Fäden erhalten. Zellwolle wird, allein oder zur Erhöhung der Formstabilität mit gereinigter Baumwolle gemischt (**Mischwatte**, Lanugo gossypii et cellulosi adsorbens), als Verbandwatte verwendet. Das AB-DDR läßt Zellwolle auch als Fasermaterial zur Herstellung von Verbandmull zu.

**Mikrokristalline Cellulose** (Cellulosi pulvis) wird aus nativer Cellulose durch Zermahlen oder Säurehydrolyse (Hydrolyse der amorphen Bereiche) erhalten. Man verwendet sie als Füllmittel zur Herstellung kalorienarmer Diätetika und als Hilfsstoff bei der Direkttablettierung.

Ähnlich aufgebaut wie Cellulose ist das **Chitin**, ein Polymeres aus $\beta$-glykosidisch 1,4-verknüpften N-Acetylglucosamin-Resten. Es ist Bestandteil der Zellwände der meisten höheren Pilze und kommt in der Körperoberfläche vieler niederer Tiere, besonders reichlich im Außenskelett der Insekten und Krebse vor. Quellen für seine Gewinnung sind insbesondere Abfälle bei der Verarbeitung von Garnelen, Krabben und Muscheln für die menschliche Ernährung. Der Einsatz von Chitin oder **Chitosan** (durch Laugenbehandlung desacetyliertes Chitin) in der Therapie bei Hypercholesterinämie, chologenen Diarrhoen und Pruritus (Hemmung der Resorption von Cholesterol und Gallensäure), als lokalanwendbares Hämostypticum sowie als heparinoides Anticoagulans in Form von mit Schwefelsäure veresterten Derivaten erscheint möglich. Auch für die pharmazeutische Technologie gewinnt es an Interesse (z. B. zur Herstellung von Retardformen).

### *8.3.4.2.3. Dextran*

Viele Mikroorganismen produzieren schleim- oder gelartige extrazelluläre Polysaccharide, mit denen sie sich Nahrungsreserven anlegen, ihre Territorien gegen Eindringlinge abgrenzen und an Oberflächen haften. Dazu gehören beispielsweise die von *Streptococcus mutans* und *S. salivarius* auf unseren Zähnen aus Saccharose gebildeten wasserunlöslichen Materialien. Einige derartige Schleimstoffe werden in der Lebensmittelindustrie eingesetzt (Dextran, Xanthan, Pullulan, Curdlan, Alginate).

Von therapeutischem Interesse ist nur Dextran, das von *Leuconostoc mesenteroides* oder *L. dextranicum* gebildet wird. Es ist ein verzweigtes $\alpha$-D-Glucan, das aus alternierend 1,6-$\alpha$- und 1,3-$\alpha$-glykosidisch verknüpften Glucopyranoseresten aufgebaut ist. Die Verzweigungen erfolgen über 1,3- oder 1,6-Brücken. Den Mikroorganismen dient angebotene Saccharose als Glucosyldonator für die Glucosylierung von Glucose bzw. bereits gebildeten Dextranmolekülen, katalysiert durch das Exoenzym Dextransaccharase. Dabei wird Fructose frei. Die Molmasse der entstandenen Moleküle kann bis zu $10^8$ betragen. Zur klinischen Verwendung werden jedoch Dextrane mit definierten Molmassen zwischen 40000 und 150000 benötigt. Deshalb hydrolysiert man das Nativdextran vorsichtig mit Salzsäure und fällt fraktioniert mit Methanol. Durch Variation der Saccharosekonzentration und durch Zugabe von niedermolekularen Starterdextranen kann die mikrobiologische Synthese jedoch auch so gelenkt werden, daß Dextrane bestimmter Molmasse entstehen. Präparate mit relativen Molmassen um 40000, die in Lösung niedrige Viskosität zeigen und ein Verklumpen der geformten Blutbestandteile verhindern, werden vorwiegend bei Mikrozirkulationsstörungen in der Initialphase des Schocksyndroms und bei Hirnödem eingesetzt. Dextrane mit Molmassen um 75000 dienen besonders der Volumensubstitution bei Blutverlusten. Auf Grund ihrer hohen Molmasse garantieren sie in den angewendeten Konzentrationen einen, dem der Plasmaproteine entsprechenden kolloidosmotischen Druck.

### *8.3.4.3. Fructane*

Fructane (Fructosane) sind aus $\beta$-D-Fructofuranoseresten aufgebaute Homopolysaccharide. Da die von höheren Pflanzen gebildeten durch Übertragung von Fructofuranosylresten auf Saccharose entstehen, sind sie oft durch ein Glucosemolekül terminiert. Die Reste sind 1,2-glykosidisch (Inulin-Typ) oder 2,6-glykosidisch (Phlein-Typ, Laevan-Typ) verknüpft.

Während der Polymerisationsgrad der Fructane höherer Pflanzen relativ niedrig ist (bis 50 Reste), werden bei bakteriellen Fructanen Molmassen über $10^6$ erreicht. Fructane dienen bei einer Reihe höherer Pflanzen als Reservepolysaccharide. Inulin kommt in den Speicherorganen der *Asteraceae* vor. Phlein ist in den Stengeln der Gräser enthalten. Laevane werden von verschiedenen Bakterien als Exopolysaccharide gebildet.

**Inulin** (Inulinum) ist ein wasserlösliches, aus 20—40 1,2-$\beta$-glykosidisch verknüpften D-Fructofuranoseresten aufgebautes, durch einen $\alpha$-D-Glucoserest terminiertes Polysaccharid. In Konzentrationen bis zu 70% kommt es in den unterirdischen Organen mehrjähriger Arten der *Asteraceae* und *Campanulaceae* vor. Zur Gewinnung werden besonders die Knollen von *Helianthus tuberosus* L., Topinambur, Erdbirne, einer aus Südamerika stammenden, in weiten Teilen der Welt angebauten Kulturpflanze, genutzt. Es dient zur Gewinnung von Fructose und, da es nach intravenöser Applikation unverändert im Harn ausgeschieden wird, zur Nierenfunktionsprüfung (Inulin-Clearance).

### *8.3.4.4. Galaktane*

Galaktane, mehr oder weniger stark mit Schwefelsäure verestert, stellen die amorphe Grundsubstanz der Zellwände der Rotalgen (*Rhodophyceae*) dar, die im Vergleich zu den Landpflanzen in Anpassung an die aquatische Lebensweise, den fibrillären Anteil (1—9% Cellulose) mengenmäßig weit übertrifft. Als Drogen werden Agar und Carrageenan verwendet.

**Agar** wird aus etwa 40 Rotalgenarten, den sogenannten Agarophyten, gewonnen. Von besonderer Bedeutung sind Vertreter der Gattungen *Gelidium* (bes. *G. amansii* LAMOUR., *G. cartilagineum* GAILL.), *Gracilaria* (bes. *G. confervoides* GAILL.), *Pterocladia, Acanthopeltis, Ceramium* und *Eucheuma.* Diese Algen können bis zu 40% Agar enthalten. Die Weltproduktion beträgt etwa 6500 t (unter Einsatz von etwa 40000 t Algenmaterial). Haupterzeugerland ist Japan. Weitere Produzenten sind u. a. Korea, Vietnam, USA, Mexiko, Neuseeland und Südafrika.

Zur Gewinnung des Agars werden die vom Meeresboden losgerissenen Algen mit Süßwasser gewaschen und durch Kochen mit Wasser, teilweise im Gegenstrom, extrahiert. Durch Zusatz von verdünnter Säure wird enthaltenes Eiweiß weitgehend entfernt. Mit Hilfe von Hypochlorit wird gebleicht. Nach Filtration, Klärung und Abkühlung wird das erhaltene, häufig in Stränge zerlegte Gel zum Gefrieren gebracht. Das Wasser trennt sich dabei in Form von Eiskristallen vom wasserarmen Gel. Bei Auftauen werden mit dem Wasser die darin gelösten Salze und organischen Verunreinigungen entfernt. Anschließend wird getrocknet. Je nach Art der Gewinnung werden Agarbänder, -flocken (Zermahlen des gefrorenen Gels) oder -pulver (Sprühtrocknung) erhalten.

Agar quillt in kaltem Wasser und löst sich beim Erhitzen auf 80—90 °C. Bereits 0,5%ige Lösungen bilden beim Abkühlen auf 35—50 °C Gele.

Rückgrat der Agarmoleküle sind Ketten alternierender $\beta$-1,3-verbundener D-Galaktopyranosereste und $\alpha$-1,4-verbundener 3,6-Anhydro-L-galaktopyranosereste, die vielfältig verändert sein können: Die D-Galaktose kann unter Beteiligung ihrer Hydroxylgruppen an C-4 und C-6 mit der Carbonylgruppe von Brenztraubensäure ein Ketal bilden bzw. am C-6 eine Methylgruppe tragen. Die 3,6-Anhydro-L-Galaktose kann durch L-Galaktose-6-sulfat, ihre biogenetische Vorstufe, ersetzt sein (Abb. 11). Der Sulfatgehalt des Agars liegt zwischen 0,3 und 7,0%, der Gehalt an Pyruvat zwischen 0,05—3%. Agarose ist eine sulfatfreie Fraktion des Agars, die im Gegensatz zur Restfraktion (Agaropectin), nach Acetylierung des Agars mit Chloroform extrahiert werden kann. Die Fähigkeit des Agars zu gelieren ist proportional dem Gehalt an 3,6-Anhydrogalaktose und umgekehrt proportional dem Sulfatgehalt.

Hauptverbraucher für Agar sind die Lebensmittelindustrie und die Mikrobiologie, die ihn als Gelierungsmittel verwenden. Die galenische Pharmazie nutzt ihn als Tablettensprengmittel, zur Herstellung fettfreier Salbengrundlagen und als Pseudoemulgator. Da Agar von den Verdauungsfermenten des menschlichen Organismus nicht angegriffen wird, dient er wegen seines durch Quellung bedingten Volumenreizes auf die Darmwände als mildes Abführmittel. Auch als Füllmittel zur Herstellung kalorienarmer Diätetika wird er verwendet.

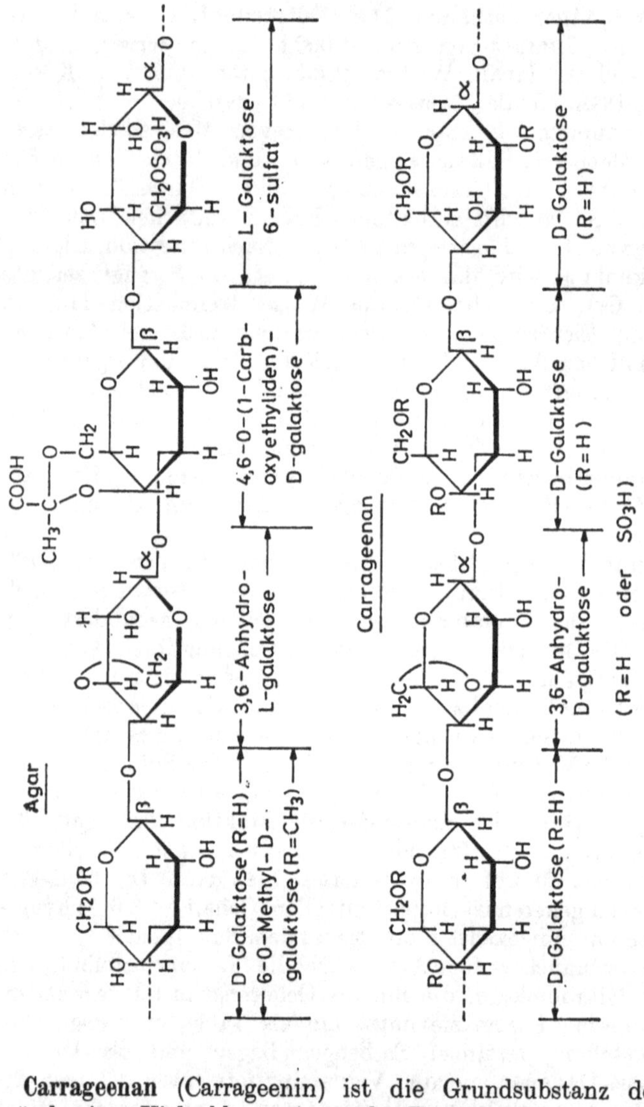


Abb. 11. Galaktane (Teilstrukturen)

**Carrageenan** (Carrageenin) ist die Grundsubstanz der Zellwände einer Vielzahl von Arten der Rotalgengattungen *Gigartina* (z. B. *G. stellata* STACKH., *G. pistallata* (GMEL.) STACKH.) und *Chondrus* (z. B. *C. crispus* (L.) STACKH., *C. ocellatus* HOLMES). Es macht 50–70% des Trockengewichtes dieser Algen aus. Die

Gewinnung von Carrageenan erfolgt insbesondere an den Küsten der nördlichen Teile des Atlantischen und Pazifischen Ozeans. Carrageenan löst sich teilweise bereits in kaltem Wasser. Der Rest wird beim Erhitzen kolloidal gelöst. Die hochviskosen Sole bilden, wenn der Carrageenangehalt 3% übersteigt, beim Erkalten Gele, die bereits bei relativ niedrigen Temperaturen wieder verflüssigt werden.

Carrageenan ist ähnlich wie Agar in seiner chemischen Zusammensetzung sehr heterogen. Rückgrat aller Komponenten ist eine Kette alternierender 1,3-$\beta$-glykosidisch verbundener und 1,4-$\alpha$-glykosidisch verbundener D-Galaktosereste. Die 1,3-$\beta$-D-Galaktosereste sind am Hydroxyl des C-2- oder C-4-Atoms mit Schwefelsäure verestert und die 1,4-$\alpha$-D-Galaktosereste tragen entweder am C-2, am C-6- oder am C-2- und C-6-Atom Sulfatreste bzw. sie liegen in 3,6-Anhydroform vor (Abb. 11). Auch L-Galaktose wird bei der Hydrolyse gefunden. Hauptfraktionen des Carrageenans sind das $\varkappa$-Carrageenan (hoher Anteil an 3,6-Anhydro-D-galaktoseresten und damit hohe Gelstärke, geringe Viskosität, vorwiegend aus den Gametophyten stammend) und $\lambda$-Carrageenan (geringe Gelstärke und hohe Viskosität, aus den Tetrasporophyten stammend). Der Sulfatgehalt kann bis 28% betragen.

Carrageenan hemmt die Wirkung des Pepsin kompetetiv. Es wird daher als Mittel zur Therapie von Magengeschwüren eingesetzt. Abkochungen der getrockneten und gebleichten Thalli von *Chondrus crispus* und *Gigartina stellata*, den **Carrageen** (Irländisch Moos), werden als Mucilaginosum bei Husten und Diarrhoe verwendet. In der pharmazeutischen Technologie, Lebensmittelindustrie und Kosmetik wird Carrageenan als Gelbildner, Dickungsmittel und Pseudoemulgator eingesetzt. Wie Agar kann es auch zur Herstellung energiereduzierter Lebensmittel benutzt werden.

### *8.3.4.5. Polyuronide*

Polyuronide sind aus vorwiegend Uronsäure aufgebaute Polymere. Ihre Biogenese geht durch Übertragung von durch Bindung an Nucleosiddiphosphate aktivierte Uronsäurereste auf Monomere oder bereits gebildete Oligo- bzw. Polymere vor sich. Pharmazeutische Bedeutung besitzen Pektin und Alginsäure.

**Pektin** kommt als Grundsubstanz der primären Zellwände höherer Pflanzen, als Baumaterial der Mittellamelle und im Zellsaft gelöst vor. Es ist ein Linearpolymeres, das vorwiegend aus 1,4-α-glykosidisch verknüpften D-Galakturonsäureresten zusammengesetzt ist. Die Carboxylgruppen der Galakturonsäurereste sind, in Abhängigkeit von der Lokalisation des Pektins und dem physiologischen Zustand der Pflanze, zu einem mehr oder weniger großen Teil mit Methanol verestert (Abb. 12). Neben Galakturonsäureresten kommen in der Kette vereinzelt auch 1,2-α-glykosidisch gebundene L-Rhamnosereste vor. Kurze Seitenketten, die neben Galakturonsäure L-Rhamnose, D-Xylose, L-Arabinose, D-Galaktose und D-Glucuronsäure enthalten, sind

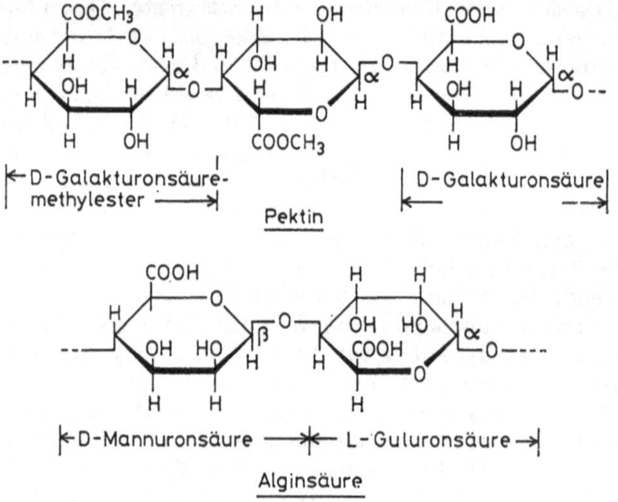


**Abb. 12.** Polyuronide (Teilstrukturen)

ebenfalls vorhanden. Bei einigen Pflanzen trägt ein Teil der Hydroxylgruppen Acetylreste. Durch die Veresterung der Carboxylgruppen wird die Assoziationstendenz der Pektinmoleküle durch Verhinderung der Parallellagerung der Molekülketten und damit der Ausbildung von Wasserstoffbrücken gehemmt, die Wasserlöslichkeit steigt. Hingegen durch Verlängerung der Moleküle und durch Vernetzung durch Bildung von Calcium- oder Magnesiumsalzen wird die Löslichkeit herabgesetzt.

Bei der Reifung fleischiger Früchte kommt es zu einem teilweisen Abbau der Pektine und damit zu einer Erweichung des Fruchtfleisches. Dieser Abbau wird durch Spaltung der Esterbindungen durch Pektinesterasen (Pektasen, Pektin-pektyl-hydrolase, EC

3.1.1.11) unter Bildung von Pektinsäure eingeleitet und durch Spaltung eines Teiles der Glykosidbindungen, die zur Fragmentation der Ketten führt, durch Pektinasen (Polygalakturonidglycanohydrolasen, EC 3.2.1.15) fortgesetzt. Die nunmehr gut wasserlöslichen Pektine sind zum großen Teil in den Fruchtsäften enthalten. Dadurch sind Fruchtsäfte in der Lage, unter bestimmten Voraussetzungen (saure Reaktion, Zuckerkonzentration über 50%) Gele zu bilden.

Man gewinnt Pektin aus den Rückständen der Fruchtsaftproduktion (bes. Äpfel und Citrusfrüchte). Es wird bevorzugt bei Diarrhoe und Gastroenteritis eingesetzt (Adsorptionswirkung, Schutzfilmbildung, physiologische Darmsäuerung nach Spaltung durch die Darmflora). Darüber hinaus benutzt man Pektinlösungen als intravenös und lokal applizierte Hämostyptica sowie als Blutersatzflüssigkeiten. In der Galenik werden sie als Tablettensprengmittel und Mittel zur Verzögerung der Arzneistoffliberation bei Retardtabletten verwendet.

Die Grundsubstanz der Zellwände der Braunalgen (*Phaeophyceae*), die **Alginsäure**, ist ebenfalls ein Polyuronid. Zur Isolierung werden wegen ihrer Größe besonders die Algen *Macrocystis pyrifera* (TURN.) J. AGARDH, *Nereocystis luetkeana* (MERT.) POSTEL et RUPRECHT, *Ecklonia maxima* (OSBECK) PAPENFUSS, *Ascophyllum nodosum* LE JOL., *Alaria esculenta* GREV., *Laminaria-Arten* und in geringem Maße auch Arten anderer Gattungen (z. B. *Fucus, Cystoseira, Sargassum*) herangezogen. Ihr Gehalt, der jahreszeitlich sehr stark schwankt, beträgt etwa 12—35%. Sie werden vorwiegend an den Küsten des nördlichen Teiles des Atlantischen und Pazifischen Ozeans geerntet.

Nach dem Zerkleinern behandelt man die Algen zunächst zur Entfernung der löslichen Kohlenhydrate (Laminarin, Fucoidin, Mannitol) und der Mineralsalze mit verdünnten Säuren. Danach wird die Alginsäure, die in der intakten Alge als Calciumsalz vorliegt, mit heißer Sodalösung als Natriumalginat extrahiert und mit verdünnter Salzsäure als freie, wasserunlösliche Alginsäure ausgefällt. Die Alkali-, Ammonium- und Magnesiumsalze sind wasserlöslich und bilden hochviskose Lösungen. Calciumalginate sind wasserunlöslich. Die Alginsäure (Abb. 12) ist ein Linearpolymeres aus 1,4-$\beta$-glykosidisch verknüpften D-Mannuronsäure- und 1,4-$\alpha$-glykosidisch verknüpften L-Guluronsäureresten. Der Guluronsäureanteil liegt zwischen 30 und 60%. Im Molekül treten Bereiche auf, die fast ausschließlich Mannuronsäure- bzw. Guluronsäurereste enthalten (M- bzw. G-Blöcke) und solche, in denen gleiche Mengen beider Komponenten etwa statistisch verteilt sind (GM-Blöcke). Die Biosynthese der Mannuronsäurereste geht von D-Mannitol, die der Guluronsäurereste von D-Sorbitol aus. Durch eine C-5-Epimerase katalysiert, wird eine Balance zwischen beiden Uronsäuren eingestellt.

In der pharmazeutischen Technologie verwendet man lösliche Alginate als Quasiemulgatoren, zur Retardierung der Arzneistoffliberation, als Tablettensprengmittel sowie zur Herstellung von Granulierflüssigkeiten und fettfreien Salbengrundlagen. Arzneilich werden Alginate vorwiegend zur lokalen Blutstillung (Bildung unlöslichen Calciumalginats) und zur Erzeugung resorbierbaren Verband- und Nahtmaterials eingesetzt. Viel Alginsäure wird in Technik, Lebensmittelindustrie und Kosmetik verbraucht.

### *8.3.4.6. Komplexe Pflanzenschleimstoffe*

#### *8.3.4.6.1. Eigenschaften*

Schleimstoffe sind Polymere, die mit Wasser kolloidale, hochviskose Lösungen bilden. Dieser Definition gehorchen die bereits erwähnten Galaktansulfate und Polyuronide. Auch verdünnte Lösungen verkleisterter Stärke haben den Charakter von Schleimen. Daneben sind eine Reihe weiterer Polysaccharide, die in Form zellulär nicht organisierter Drogen vorliegen oder in zellulär organisierten Drogen vorkommen, von pharmazeutischem Interesse.

Ihrer chemischen Natur nach sind Schleimstoffe fast durchweg Heteropolysaccharide, die meistens neben Hexosen und Pentosen auch Uronsäuren als Bausteine enthalten. Durch starke Verzweigung der Ketten, Methylierung der OH-Gruppen oder Carboxylgruppen bzw. durch Acetylierung ist die Ausbildung inter- und intramolekularer Wasserstoffbrücken erschwert und damit eine starke Hydratation möglich.

Zum Teil sind Schleimstoffe bereits in der intakten Pflanze enthalten und dienen als Reservestoffe oder stehen auf Grund ihres großen Quellungsvermögens im Dienst der Wasserspeicherung. Daneben gibt es aber auch solche, die als pathologische Bildungen zu betrachten sind. Sie entstehen erst bei Verletzung der Pflanze und besitzen offenbar Schutzfunktion. Die letztgenannte Gruppe bezeichnet man als Gummen.

Pflanzenschleime entstammen entweder vorwiegend der Mittellamelle (z. B. Agar, Carrageenan, Alginsäure, Pektin), der sekundären Zellwand (z. B. bei Semen Lini, Semen Foenugraeci, Radix Althaeae) oder dem Zellinhalt. Als Rohmaterial für ihre Biogenese dienen oftmals andere Reserve- oder Gerüstpolysaccharide.

In der Pharmazie und Medizin werden Schleimstoffe bevorzugt wegen ihrer physikalischen Eigenschaften verwendet, hochviskose Lösungen zu bilden, die puffernd (Uronsäuregehalt), abdeckend (Gleitwirkung), die Resorption von Stoffen verzögernd (Verringerung der Diffusionsgeschwindigkeit durch Erhöhung der Viskosität, Adsorption kleiner Moleküle) und damit reizmindernd wirken. Auch die Fähigkeit zur Quellung und unter bestimmten Bedingungen Gele zu bilden, wird ausgenutzt. Unzerlegt werden Schleimstoffe nicht resorbiert. Sie entfalten also nur lokale Wirkungen.

In der Therapie werden sie zur Behandlung von Schleimhautentzündungen des Magen-Darm-Traktes und der Atemwege eingesetzt. Ob die immunstimulierende Wirkung, die von einigen schleimartigen Polysacchariden bekannt ist, bei der letztgenannten Indikation eine Rolle spielt, bleibt noch zu untersuchen. Im Magen wirken sie antipeptisch und im Darm durch Reizminderung und Adsorption antidiarrhoeisch. Für diese Indikation ist es wichtig zu wissen, daß einige Schleimstoffe durch die Verdauungsfermente angegriffen werden und nicht unverändert an den Wirkungsort gelangen (z. B. Gummi arabicum und die Schleimstoffe aus Radix Althaeae und Semen Foenugraeci). Die Galenik setzt sie zur Geschmackskorrektur scharf und sauer schmeckender Arzneimittel und zur Verhinderung der Schleimhautirritation durch reizende Arzneimittel ein. Darüber hinaus dienen sie als Quasiemulgatoren, als Tablettensprengmittel, zur Herstellung fettfreier Salbengrundlagen und auch als Liberationsverzögerer bei der Herstellung von flüssigen und festen Retardformen.

Drogen mit nicht löslichen, im Darm stark quellenden Polysacchariden wirken durch Volumenreiz abführend.

In gepulverter Form dienen schleimhaltige Pflanzenteile, mit Wasser verrührt, als Wärmeträger bei der Herstellung von Kataplasmen (Breiumschläge).

### *8.3.4.6.2. Isolierte Schleimstoffe als Drogen*

**Gummi arabicum** (Acaciae Gummi), Arabisches Gummi, wird bevorzugt von *Acacia senegal* (L.) WILLD., aber auch von anderen *Acacia*-Arten (*Mimosaceae/Fabales*), gewonnen. Erzeugerländer sind hauptsächlich der Sudan, daneben in geringem Umfange auch Senegal, Nigeria und Tansania. Zur Gewinnung werden zu Beginn der Trockenzeit schmale Rindenstreifen von den Stämmen der 10—15 Jahre alten, bis 6 m hohen Bäume abgelöst. Nach etwa 4 Wochen wird das aus der Wundfläche ausgetretene, zu kugeligen Gebilden erhärtete Gummi eingesammelt. Es handelt sich um eine pathologische Bildung. Gummi arabicum löst sich in der doppelten Menge Wasser zu einer sehr viskösen, klebrigen Flüssigkeit. Es besteht vorwiegend aus dem Calcium-, Kalium- und Magnesiumsalz der Arabinsäure. Diese Verbindung ist aus D-Galaktose (Anteil etwa 40%), L-Arabinose (30%), D-Glucuronsäure (15%), L-Rhamnose (14%) und 4-O-Methylglucuronsäure (1%) aufgebaut. Das Rückgrat des Moleküls besteht wahrscheinlich aus 1,3-$\beta$-glykosidisch verknüpften Galaktoseresten, an die sich in Stellung 6 ebensolche Ketten anschließen, die terminal in Stellung 3, 4 oder 6 kurze Ketten aus 1,3-verknüpften Arabinoseresten, Rhamnosereste oder zum Teil methylierte Glucuronsäurereste tragen. Bemerkenswert ist der Gehalt der Droge an Oxydasen und Peroxydasen. Wird Arabisches Gummi als Rezepturhilfsmittel benutzt, müssen die Fermente durch Erhitzen oder Umfällen mit Alkohol entfernt werden, da sie leicht oxidable Arzneistoffe zerstören. Gummi arabicum wird wegen seiner guten Verdaulichkeit auch als Nahrungsmittel genutzt.

Die Stammpflanzen des Tragants, **Tragacantha**, sind etwa 20 verschiedene strauchartige, selten mehr als 30 cm hohe dornige, in Gebirgsgegenden Griechenlands, der Türkei, des Iraks, des Irans und Syriens vorkommende *Astragalus*-Arten (*Fabaceae/Fabales*). In den Zellen des Markes und der Markstrahlen dieser Pflanzen findet von den Zellwänden ausgehend eine sehr starke Schleimbildung statt. Der Quellungsdruck ist so groß, daß der Schleim beim Anbringen von Längsschnitten am Stamm herausgepreßt wird. Er trocknet zu weißen, bandförmigen Fladen ein (Blättertragant). Die Droge besteht aus einem wasserunlöslichen, stark quellenden Anteil, dem Bassorin (etwa 60%), und dem wasserlöslichen Tragacanthin (etwa 40%). Bausteine des Tragants sind D-Galaktose, L-Arabinose, D-Glucose, D-Xylose, L-Fucose, D-Galakturonsäure und D-Glucuronsäure. Das Tragacanthin läßt sich in Tragantsäure, ähnlich gebaut wie Pektin (Rückgrat wahrscheinlich eine Kette 1,4-$\alpha$-glykosidisch verknüpfter Galakturonsäurereste, die kurze Seitenketten, aus L-Fucose, D-Xylose, D-Glucuronsäure und D-Galaktose aufgebaut, trägt) und ein Arabinogalaktan (75% Arabinose, 12% Galaktose und 3% Galakturonsäure) zerlegen. Neben der Verwendung als Mucilaginosum wird der Bassorinanteil wegen seiner starken Nachquellung im Darm als mildes Laxans benutzt.

**Indischer Tragant** (Karaya-Gummi, Sterculia-Gummi) wird von *Sterculia*-Arten (z. B. *S. urens* ROXB., *Sterculiaceae/Malvales*) gebildet. Die Gewinnung erfolgt in Indien und zwar in ähnlicher Weise wie die des Arabischen Gummis. Bausteine des Indischen Tragants sind 1,4-α-D-Galaktopyranuronyl-, 1,2-α-L-Rhamnopyranosyl- und 1,3-β-D-Glucopyranuronyl-Reste, die teilweise acetyliert sind. Ein ähnliches Produkt ist das aus *Cochlospermum gossypium* (L.) DC. (*Cochlospermaceae/Violales*, Heimat Indien, Westafrika) gewonnene **Kuteragummi**. Die Drogen sind in ihren Emulgatoreigenschaften Tragant unterlegen. Sie werden wie Bassorin als Volumenabführmittel verwendet.

### *8.3.4.6.3. Schleimstoffhaltige Drogen*

**Radix Althaeae** (Althaeae radix), Eibischwurzel, stammt von *Althaea officinalis* L. (*Malvaceae/Malvales*), einer in Mitteleuropa und in Westafrika in Steppengebieten und auf Salzböden beheimateten, 1—2 m hohen Staude. Der Anbau erfolgt in der UdSSR, den USA, Belgien, Frankreich, Ungarn, Jugoslawien, Bulgarien und Rumänien, aber auch in der DDR und BRD. Die Wurzel wird im Herbst gegraben, gereinigt, meistens geschält oder gespalten und bei 40 °C getrocknet. Die Schleimstoffe, die in Konzentrationen von etwa 10% in der Wurzel vorkommen, sind der Zellwand von Schleimzellen aufgelagert. Wesentliche Bausteine sind D-Glucuronsäure, D-Galakturonsäure und L-Rhamnose, die die Struktureinheit β-D-GlcpA 1-3 α-D-GalpA 1-2 α-L-Rhap bilden. Die Droge findet besonders in Form von Mazeraten (Abkochungen erstarren beim Abkühlen wegen der Verkleisterung der Stärke der Droge) oder Sirupen als Antitussivum Anwendung.

Eine Reihe weiterer schleimhaltiger Drogen von in Mitteleuropa vorkommenden Malvaceen dienen als Bestandteile von Hustentees. Das sind **Folia Althaeae** (Althaeae folium), Eibischblätter, **Flores Althaeae** (Althaeae flos), Eibischblüten, **Folia Malvae** (Malvae folium), Malvenblätter (von *Malva silvestris* L. und *M. neglecta* WALLR.), **Flores Malvae** (Malvae flos), Malvenblüten (von *Malva silvestris* L. und *M. s.* ssp. *mauritiana* (L.) ASCHERS. et GRAEBN.) und **Flores Malvae arboreae** (Malvae arboreae flos), Stockrosenblüten (von *Alcea rosea* L.).

Ebenfalls als Antitussivum werden die Blätter, seltener auch die Blüten, des Huflattichs, *Tussilago farfara* L. (*Asteraceae/Asterales*), **Folia Farfarae** (Farfarae folium) eingesetzt. Diese einheimische Pflanze enthält neben Schleimstoffen (ca. 8%, Bausteine D-Fructose, D-Galaktose, L-Arabinose, D-Glucose, Uronsäuren) auch geringe, bei kurzfristiger Anwendung ungefährliche Mengen toxischer Pyrrolizidin-Alkaloide (Tussilagin, Senkirkin, s. 34.7.6.2.).

Bei einer Reihe anderer schleimstoffhaltiger Drogen dürfte die antitussive Wirkung durch weitere Wirkstoffe unterstützt werden, so durch Saponine und Iridoide bei **Flores Verbasci** (Verbasci flos), Königskerzenblüten, Wollblumen (von *Verbascum phlomoides* L. und *V. densiflorum* Bertol., *Scrophulariaceae/Scrophulariales*), durch Iridoide bei Herba **Plantaginis lanceolatae** (Plantaginis lanceolatae herba), Spitzwegerichkraut (s. S. 147) und durch Flechtensäuren bei **Lichen islandicus**, Isländisch Moos (s. 13.3.).

Eine Reihe von Pflanzen haben im Verlaufe der Evolution die Eigenschaft erworben, durch eine Schleimstoffeinlagerung in die Epidermiszellen der Samenschale ihre Samen für eine rasche, das Keimungsvermögen nicht beeinträchtigende Darmpassage bei Tieren und damit für eine endozoochore Verbreitung zu befähigen. Die Schleimstoffe sind im Sinne ihrer Funktion unverdaulich. Einige dieser Samen werden ganz oder zerkleinert als Volumenabführmittel eingesetzt. Zu ihnen gehören Semen Lini, Semen Psyllii und Semen Plantaginis ovatae.

**Semen Lini** (Lini semen), Leinsamen, stammt von *Linum usitatissimum* L., Saat-Lein, Flachs. Angebaut wird fast ausschließlich *L. u.* ssp. *usitatissimum,* dessen Sorten in der convar. *usitatissimum,* Öl-Lein (relativ große Samen), und der convar. *elongatum* Vavilo et Elladi, Faser-Lein (kleine Samen), zusammengefaßt werden können. Im Gegensatz zum Spring-Lein bleiben die Kapseln dieser Unterart bei der Reife geschlossen. Anbauländer sind u. a. Argentinien, Brasilien und die UdSSR. Der Schleimstoffgehalt der Samen beträgt 3—6%. Die Schleimstoffe können in eine neutrale (Arabinoxylan) und zwei saure Fraktionen zerlegt werden (D-Galakturonsäure- und D-Mannuronsäureanteil ca. 30%). Weitere wesentliche Inhaltsstoffe sind fettes Öl (30—40%, s. S. 125) und cyanogene Glykoside (s. 31.). Wegen der langsamen und unvollständigen Freisetzung von HCN bestehen keine toxikologischen Bedenken gegen eine Einnahme. Bei entzündlichen Erscheinungen im Magen-Darm-Trakt werden auch Mazerate der Droge eingesetzt.

**Semen Psyllii** (Psyllii semen), Flohsamen, stammen von *Plantago afra* L. (*P. psyllium* L.) und *P. arenaria* WALDST. et KIT. (*Plantaginaceae/Scrophulariales*). Die Pflanzen sind von Südeuropa bis Vorderasien verbreitet. Die Samen enthalten 10—12% Schleimstoffe.

**Semen Plantaginis ovatae** (Plantaginis ovatae semen), Indische Flohsamen, werden von der in Indien und Pakistan vorkommenden *Plantago ovata* FORSK. geliefert. Sie werden, wie ihre isolierten Samenschalen (Schleimgehalt über 40%), als Volumenabführmittel, daneben aber auch als Hilfsstoffe in der Pharmazeutischen Technologie eingesetzt.

Reichlich Schleimstoffe sind den Zellwänden der Endospermzellen der reifen Samen vieler Arten aus der Ordnung der *Fabales* aufgelagert. Diese Schleimstoffe sind relativ einheitlich aus einer Kette 1,4-$\beta$-glykosidisch verknüpfter Mannosereste aufgebaut, an die zum Teil in Stellung 6 $\alpha$-glykosidisch Galaktosereste angeknüpft sind. Verwendet werden besonders Semen Foenugraeci, Fructus und Semen Ceratoniae sowie die Guarbohnen.

**Semen Foenugraeci** (Foenugraeci semen), Bockshornsamen, sind die Samen von *Trigonella foenum-graecum* L. (*Fabaceae*). Die einjährige Pflanze ist vom Mittelmeergebiet bis China verbreitet und wird dort auch angebaut. Der Schleimstoffgehalt der Droge beträgt 20—45%. Daneben wurden u. a. Steroidsaponine gefunden, die bei Hydrolyse vorwiegend Diosgenin und Yamogenin liefern (Ausbeute bis 1,7%). Damit ist die Droge auch als Rohstofflieferant für die Steroidhormon-Halbsynthese von Interesse. Strukturell und pharmakologisch bemerkenswert ist das Foenugraecin, ein mit einem Peptidrest in Stellung 3 verestertes Diosgenin. Es soll virostatisch, antiphlogistisch, hypoglykämisch und cardiotonisch wirksam sein. Die Samen haben auch hypocholesterolämischen Effekt (Resorptionshemmung?). Wegen der leichten Verdaulichkeit der Schleimstoffe wird die Droge vorwiegend äußerlich, in Form von Kataplasmen, eingesetzt.

**Guar** (Guar-Gummi) ist das gemahlene Endosperm der in Indien und Pakistan kultivierten Büschelbohne, *Cyamopsis tetragonoloba* (L.) TAUB. Der Schleimstoffgehalt beträgt etwa 80%. Als Nebenwirkstoffe sind über 10% Saponine enthalten (Hauptsapogenin 3-epi-Katonsäure = 11-Desoxy-18$\beta$-liquiritinsäure). Sie sind vermutlich an der hypocholesterämischen Wirkung der Droge beteiligt. Guar, häufig in Form von Minitabletten gegeben, beeinflußt durch Erhöhung der Viskosität des Nahrungsbreies im Magendarmtrakt und durch Hemmung der Pankreasamylase die Verdauung und Resorption vielfältig, z. B. wird die Glucoseresorption verzögert (Glättung des Blutzuckerspiegels bei Diabetikern) und die Resorption von Gallensäuren und Cholesterol (Gallensteinprophylaxe, hypocholesterolämische Wirkung) eingeschränkt.

**Semen Ceratoniae** (Ceratoniae semen) und **Fructus Ceratoniae** (Ceratoniae fructus), Johannisbrotsamen, Karoben, und Johannisbrotfrüchte, stammen von *Ceratonia siliqua* L. (*Caesalpiniaceae*), einem im Mittelmeergebiet angebautem Baum. Die 10—20 cm langen Hülsen enthalten bis zu 50% Zucker (bevorzugt Saccharose und Invertzucker), Isobuttersäure und Schleimstoffe (sog. Carubin, 40—60% in den Samen). Die Früchte dienen als Nahrungsmittel und in Form von Abkochungen zur Behandlung von Gastroenteritiden. Das Frucht- oder Samenmehl wird bei habituellem Erbrechen der Säuglinge zur Erhöhung der Viskosität der Flüssignahrung eingesetzt.

Eine Schleimdroge, deren Wirksamkeit vermutlich nicht auf ihrem Schleimgehalt beruht, sind Lindenblüten, **Flores Tiliae** (Tiliae flos). Es handelt sich um die Blüten und Hochblätter von *Tilia platyphyllos* Scop., Sommer-Linde, und *T. cordata* Mill., Winter-Linde (*Tiliaceae/Malvales*). Neben ca. 3% Schleimstoffen (5 Fraktionen, β-1,4- und β-1,3 verknüpfte Galaktopyranosereste im Rückgrat mit kurzen Seitenketten aus L-Arabinofuranoseresten in der Hauptfraktion, hoher Uronsäuregehalt in den anderen Fraktionen) enthält die Droge Flavonoide, Gerbstoffe, Leukoanthocyanidine und Spuren ätherischen Öls. Sie wird vorwiegend als Diaphoreticum eingesetzt.

### *8.3.4.7. Mucopolysaccharide*

Mucopolysaccharide sind Heteropolysaccharide. Die sauer reagierenden Vertreter dieser Gruppe (saure Mucopolysaccharide) sind aus alternierenden Einheiten von Aminozuckern (D-Glucosamin, D-Galaktosamin) und Uronsäuren (D-Glucuronsäure, L-Iduronsäure), seltener auch Hexosen, aufgebaute Linearpolymere. Die Aminogruppen der Aminozucker sind fast stets amidartig mit Essigsäure oder Schwefelsäure verknüpft. Die Hydroxylgruppen sind zum Teil mit Schwefelsäure verestert. Wichtige saure Mucopolysaccharide sind Hyaluronsäure, Chondroitinsulfate A, B, C, D, Keratansulfat und Heparin. Neutrale Mucopolysaccharide sind chemisch wesentlich weniger gut charakterisiert. Ihnen fehlen die Uronsäuren und die Sulfatreste. Neben Aminozuckern enthalten sie Hexosen (D-Glucose, D-Galaktose, D-Mannose, L-Fucose) und seltener Neuraminsäuren. Ihre Moleküle können verzweigt sein.

Die sauren Mucopolysaccharide sind größtenteils kovalent (O-glykosidisch über einen Serinrest) mit Proteinen zu sog. Proteoglykanen verbunden. Proteoglykane tragen an einem Proteinrückgrat 40—80 Mucopolysaccharidketten, die aus je 100—1000 Monomeren bestehen. Sie bilden die Grundsubstanz des Bindegewebes von Tier und Mensch, in die die fibrillären Skleroproteine Kollagen und Elastin eingebettet sind. Die neutralen Mucopolysaccharide sind meistens in Form kurzer Ketten (2—15 Monomere) in unterschiedlicher Zahl O-glykosidisch (über Serin- und Threoninreste) oder N-glykosidisch (über Asparaginreste) mit Proteinmolekülen verknüpft (Glykoproteine). Sie bilden beispielsweise die Schleimstoffe (Mucine) der Schleimhaut von Tier und Mensch (teilweise durch terminale Neuraminsäurereste auch sauer reagierend).

Von unmittelbarem pharmazeutischem Interesse ist nur **Heparin.** In nativer Form liegt es als Proteoglykan vor. Durch Proteolyse freigesetzt, wird es in den basophilen Granula der Mastzellen gespeichert. Für die therapeutische Verwendung wird es besonders aus der für die menschliche Ernährung nicht verwerteten Rinderlunge (1000 kg liefern etwa 100 g Heparin), daneben auch aus der Lunge der Wale ($\omega$-Heparin) und Därmen von Schlachttieren gewonnen. Aus seiner Proteinbindung wird es durch Autolyse der Gewebe oder durch alkalische Hydrolyse freigesetzt. Heparin ist ein Gemisch von 1,4-$\alpha$-glykosidisch verknüpften Linearpolymeren, in denen D-Glucosaminreste, die am Aminostickstoff einen amidartid gebundenen Schwefelsäurerest (beim $\omega$-Heparin auch Acetylrest) tragen, mit Uronsäureresten (D-Glucuronsäure oder L-Iduronsäure) alternieren. Auf eine Glucosaminsulfonamid-Uronsäureeinheit entfallen 2 esterartig gebundene Sulfatreste (Abb. 13). Die Molmasse der Polymerhomologen liegt zwischen 5000 und 25000. Wegen der Heterogenität der Heparinchargen ist eine Bestimmung der Aktivität notwendig. Sie liegt bei den Handelspräparaten in der Regel zwischen 120—180 IE/mg.

Heparin wirkt durch Beschleunigung der Inaktivierung von Thrombin und Faktor Xa durch Antithrombin III des Blutplasmas blutgerinnungshemmend. Außerhalb hat es durch Förderung der Freisetzung von Lipoproteinlipasen einen lipolytischen Effekt. Es wird, i. v. appliziert, zur Thromboseprophylaxe, zur Frühbe-

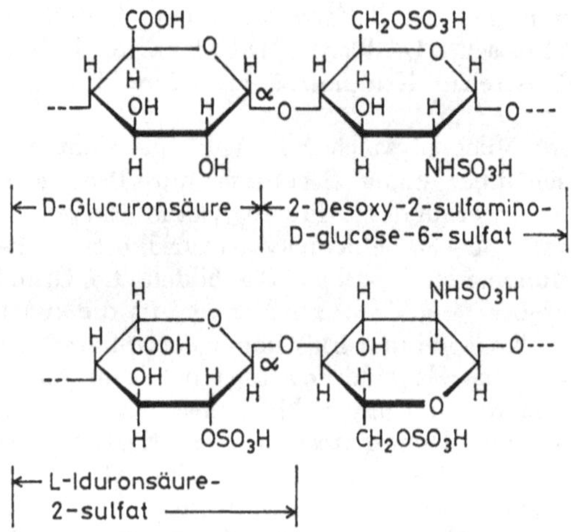


Abb. 13. Heparin (Teilstrukturen)

handlung des Herzinfarktes und äußerlich bei Phlebitiden, Unterschenkelgeschwüren, Sehnenscheidenentzündungen und zur Auflockerung von Narbengewebe eingesetzt.

## 8.4. *Aminoglykosidantibiotika*

### 8.4.1. *Prinzipien der Antibiotikawirkung*

Antibiotika sind biogene Stoffe bzw. auf chemosynthetischem oder auf biochemischem Wege erhaltene Derivate biogener Stoffe, die in der Lage sind, die Vermehrung von Mikroorganismen zu unterbinden (bakteriostatisch oder fungistatisch wirkend) oder Mikroorganismen abzutöten (bakterizid oder fungizid wirkend).

Sie werden vorwiegend von Mikroorganismen gebildet, kommen aber auch bei Pflanzen und Tieren vor. Die Zahl der bekannten Antibiotika beträgt etwa 3500. Nur etwa 2% davon werden in größerem Umfange therapeutisch genutzt. Dazu gehören Aminoglykosidantibiotika, Steroidantibiotika (s. 15.3.6.), Polyketidantibiotika (s. 13.5.1., 13.5.2., 13.5.3., 13.5.4.), Peptidantibiotika (s. 35.3.) und Antibiotika, die Stoffwechselprodukte einer Aminosäure darstellen (s. 29.).

Die Wirkung der Antibiotika auf Mikroorganismen kommt zustande:

- durch Hemmung der Biogenese der Bausteine, wahrscheinlich vorwiegend der Murein-Komponente, der Zellwand (Penicilline, Cephalosporine, D-Cycloserin, Vancomycin, Ristocetin, Novobiocin, Bacitracin),
- durch Beeinflussung der selektiven Permeabilität der Zellmembran für Ionen und niedermolekulare Metabolite, wodurch ein Stoffwechselzusammenbruch verursacht wird (Makrolidantibiotika mit Polyenstruktur, Tyrocidine, Polymyxine),
- durch Beeinflussung der Funktionstüchtigkeit der Ribosomen, wodurch entweder Fehlablesungen der m-RNS und damit die Produktion funktionsuntüchtiger Proteine zustande kommen (Aminoglykosidantibiotika) oder die Translation völlig unterdrückt wird (Makrolidantibiotika ohne Polyenstruktur, Tetracycline, Lincomycin, Fusidinsäure, Chloramphenicol),
- durch Eingriffe in den Nucleinsäurestoffwechsel, indem sich die Antibiotika an die DNS anlagern und die Transkription, in höheren Dosen auch die Replikation, verhindern (Actinomycine, Anthracyclinantibiotika), indem sie die DNS durch Alkylierung verändern und damit die Replikation und in geringem Maße auch die Transkription hemmen (Mitomycine), indem sie die Biogenese von Purin-Derivaten und damit Transkription und Replikation unterdrücken (Azaserin) oder indem sie an die RNS-Polymerase gebunden werden und die Transkription unmöglich machen (Rifamycine).

Jedes Antibiotikum besitzt ein ganz bestimmtes Wirkungsspektrum, das heißt, es ist zum Angriff auf ganz bestimmte Arten von Mikroorganismen in der Lage. Dieses Wirkungspektrum wird wahrscheinlich in erster Linie durch die Fähigkeit des Stoffes, in die Bakterien- oder Pilzzelle einzudringen, bestimmt. Die Färbung nach Gram, die bei positivem Ausfall auf eine kohlenhydratreiche und bei negativem Ausfall auf eine lipidreiche Zellwand hindeutet, gibt daher in vielen Fällen erste Hinweise auf Ansprechbarkeit oder Resistenz eines bestimmten Bakteriums für ein Antibiotikum. Antibiotika, die sowohl auf grampositive als auch auf gramnegative Bakterien wirken, bezeichnet man als Breitbandantibiotika.

Ansprechbare Mikroorganismen können bei längerem Kontakt mit subletalen Antibiotikadosen Resistenz entwickeln. Erstreckt sie sich auch auf andere verwandte Antibiotika, spricht man von Kreuzresistenz. Der Resistenzentwicklung liegen Mutationen zugrunde, die entweder zur Veränderung der Zellwandpermeabilität, zur Fähigkeit, das Antibiotikum fermentativ zu entgiften (z. B. durch Hydrolyse beim Penicillin, durch Acylierung bzw. Phosphorylierung bei den Aminoglykosidantibiotika) oder in seltenen Fällen zur Veränderung der Struktur des Angriffspunktes des Antibiotikums in der Zelle führen. Die für die Resistenz verantwortlichen Gene sind häufig nicht in der DNS des Bakterienchromosoms eingebaut, sondern in ringförmigen, extrachromosomalen DNS-Molekülen, den Plasmiden, lokalisiert. Plasmide können bei einer relativen Molekülmasse von 1—300 Millionen Dalton Informationen für die Biosynthese von bis zu 500 Proteinen und damit Resistenzfaktoren (R-Faktoren) für mehrere Antibiotika enthalten. So ist beispielsweise das Plasmid R 1 von *Salmonella parathyphi B* für die Resistenz gegen Streptomycin, Kanamycin. Ampicillin, Chloramphenicol und Sulfonamide verantwortlich. Resistenzfaktoren können von einem Plasmid auf ein anderes übertragen werden (Transposition). Die Übertragung von R-Faktoren innerhalb einer Bakterienspecies, in beschränktem Umfange zwischen verwandten Bakterien verschiedener Arten, ist durch Konjugation (Brückenbildung bei Zellkontakt), Transduktion (Verschleppung durch Bakteriophagen) oder Transformation (Aufnahme von Fremd-DNS aus dem Milieu) möglich.

Es ist daher zur Festlegung der therapeutischen Strategie erforderlich, den Erreger einer infektiösen Erkrankung zu isolieren und seine Empfindlichkeit gegen die Palette der handelsüblichen Antibiotika zu bestimmen (Anfertigung eines Antibiogramms).

Quantitative Aussagen macht die sogenannte minimale Hemmkonzentration (MHK). Sie gibt die Mindestkonzentration des Antibiotikums an, die noch eine Wirkung am Bakterium auslöst. Der Blutspiegel darf diesen Wert keineswegs unterschreiten. Um Resistenzentwicklung bei langdauernder Therapie weitgehend zu verhindern, kombiniert man häufig Antibiotika.

Der „Verschleiß“ durch die Zunahme resistenter Bakterienstämme, insbesondere in Krankenhäusern (Hospitalismus), macht eine ständige Weiterentwicklung der Antibiotikapalette erforderlich. Das kann nicht nur durch die Suche nach neuen antibiotisch wirksamen Substanzen, sondern auch durch Variation der Moleküle mit chemischen Methoden geschehen. Dadurch können das Wirkungsspektrum erweitert und bereits bestehende Resistenzen überwunden werden. Auch Hemmstoffe antibiotikaabbauender Enzyme (z. B. $\beta$-Lactamasehemmer) gewinnen zunehmende Bedeutung. Durch chemische Veränderungen können aber auch die Toxizität für den Menschen verringert, die Stabilität erhöht (z. B. im sauren Milieu des Magens), die Löslichkeit vergrößert (zur parenteralen Applikation) oder verringert (Depotwirkung) und die pharmakokinetischen Parameter verbessert werden.

Einige Antibiotika werden heute auch synthetisch hergestellt (Chloramphenicol, Cycloserin).

### *8.4.2. Aminoglykosidantibiotika als biogene Arzneistoffe*

Aminoglykosidantibiotika sind den Kohlenhydraten eng verwandte Oligomere von Sekundärstoffcharakter, die aus einem Diaminocyclitol (1,3-Diamino-4,5,6-trihydroxycyclohexan oder 1,3-Diamino-2,4,5,6-tetrahydroxycyclohexan) und glykosidisch mit diesem verknüpften Monosacchariden oder Aminozuckern aufgebaut sind. Die Aminogruppen der Komponenten können durch Methylierung oder Amidinierung verändert sein.

Bei den therapeutisch bedeutenden Aminoglykosidantibiotika sind die Diaminocyclitole entweder 2-Desoxystreptamin oder Streptidin. Als Zuckerkomponente kommen vor: 2-D-Glucosamin, 3-D-Glucosamin (Kanosamin), 6-D-Glucosamin, 2,6-D-Glucosediamin (Neosamin C), 2,6-L-Idosediamin (das 5-Diastereomere des Neosamins C, Paromomose = Neosamin B), 2,3,6-Desoxy-2,6-diamino D-glucose (Nebrosamin), 2,3,4,6-Tetradesoxy-4,6-diamino-D-glucose (Purpurosamin C), dessen 6-C-Methyl- bzw. 6-C,6-N-Dimethylderivate (Purpurosamin B bzw. A), N-Methyl-3-D-xylosamin (Gentosamin), N-Methyl-4-C-methyl-L-arabinosamin (Garosamin), L-Streptose (3-C-Formyl-5-desoxy-L-lyxose), D-Mannose und D-Ribose (Abb. 14).

Das Kohlenstoffskelett aller genannten Verbindungen geht biogenetisch aus D-Glucose hervor. Die Diaminocyclitole werden über myo-Inositol gebildet. Die Aminierung erfolgt über die entsprechenden Ketoderivate mit Glutamin oder $NH_4$-Verbindungen als Aminogruppendonatoren. Die Amidinreste stammen vom Arginin. Die Methylgruppen werden vom Methionin geliefert.

Die Aminoglykosidantibiotika sind Produkte von *Streptomyces*-Arten (Endung -mycin) oder *Micromonospora*-Arten (Endung -micin).

Wegen der raschen Resistenz- und Kreuzresistenzbildung und der relativ großen Toxizität ist die Anwendung der Aminoglykosidantibiotika heute im wesentlichen auf Infektionen beschränkt, deren Erreger resistent gegen andere Antibiotika sind. Gut ge-

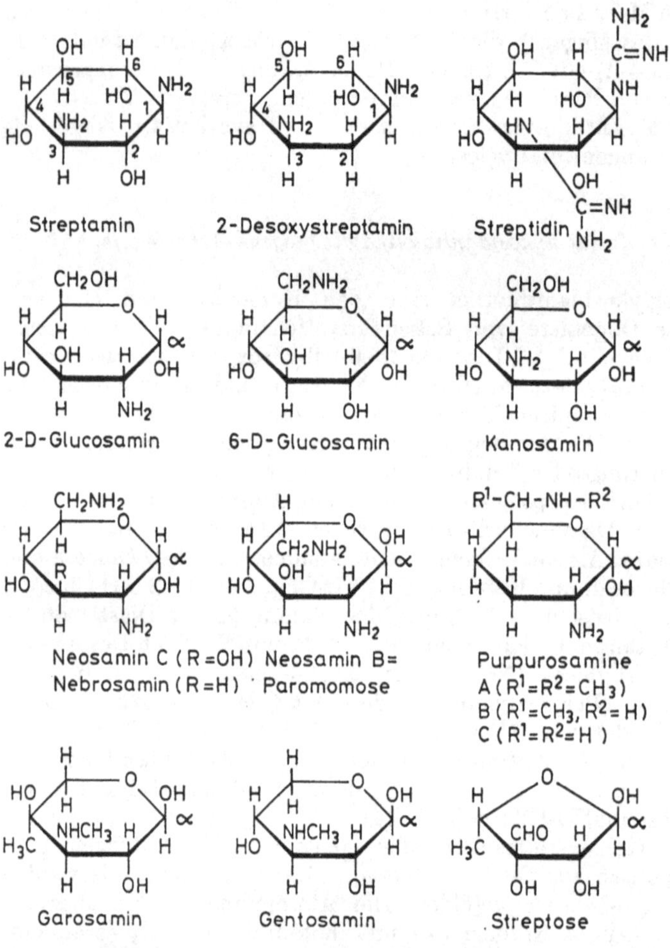


Abb. 14. Bausteine der Aminoglykosidantibiotika

eignet sind sie zur Behandlung von Tuberkulose (Streptomycin), Darminfektionen sowie Infektionen der Körperoberfläche oder des Auges. Peroral gegeben werden sie nicht resorbiert.

**Streptomycin** (= Streptomycin A), ein Trimeres aus Streptidin, Streptose und N-Methylglucosamin (Abb. 15), wird neben Streptomycin B (Mannosid des Streptomycin A) von *Streptomyces griseus* (*Streptomycetaceae*/*Actinomycetales*) gebildet. Streptomycin B wird

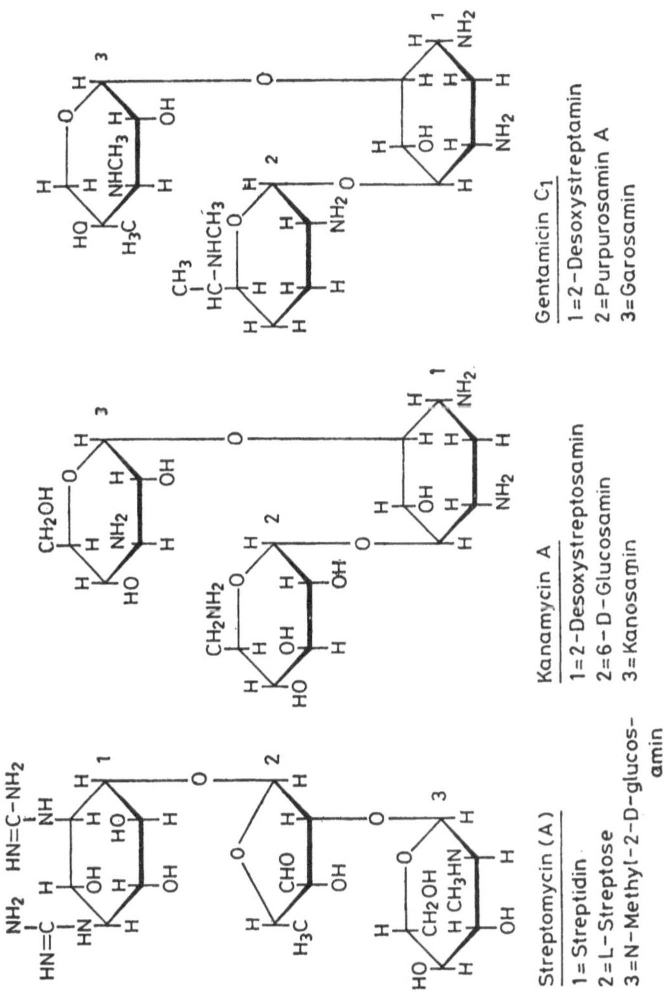


Abb. 15. Trimere Aminoglykosidantibiotika

fermentativ in Streptomycin A und Mannose gespalten, so daß nur Streptomycin A in den Handelspräparaten enthalten ist. Seine Wirksamkeit erstreckt sich, wie die fast aller Vertreter dieser Gruppe, sowohl auf gramnegative als auch auf grampositive Bakterien. Es wird jedoch fast ausschließlich als Tuberkulostaticum eingesetzt.

**Kanamycine** sind Trimere aus 2-Desoxystreptamin, Kanosamin und 6-D-Glucosamin (Kanamycin A), bzw. Neosamin C statt 6-D-Glucosamin (Kanamycin B) oder 2-D-Glucosamin statt 6-D-Glucosamin (Kanamycin C). Handelspräparate enthalten zu 95% Kanamycin A. Sie werden von *Streptomyces kanamyceticus* und *S. takakuarensis* produziert. Kanamycin wird bei Darminfektionen, sehr selten bei Tuberkulose, angewendet. Häufig verwendet man das halbsynthetische Kanamycinderivat Amikacin.

**Tobramycin** ist dem Kanamycin A sehr ähnlich. Es trägt statt des 6-D-Glucosaminrestes einen Nebrosamin-Rest. Es ist eine der 6 Komponenten des Aminoglykosidantibiotika-Gemisches Nebramycin, das von *Streptomyces tenebarius* gebildet wird. Es wird bei Infektionen der Atmungsorgane, der Harnwege, bei Meningitiden und Sepsis benutzt.

**Gentamicine** sind Trimere aus 2-Desoxystreptamin, 2-D-Glucosamin und Gentosamin (Gentamicin A) oder 2-Desoxystreptamin, Garosamin sowie den Purpurosaminen A (Gentamicin $C_1$) bzw. B (Gentamicin $C_2$) bzw. C (Gentamicin $C_{1a}$). Arzneilich genutztes Gentamicin besteht zu etwa 70% aus Gentamicin $C_1$ und $C_{1a}$ sowie zu 30% aus Gentamicin $C_2$. Gentamicine werden von verschiedenen *Micromonospora-Arten* (*M. purpurea, M. echinospora, M. carbonacea, M. halophytia, Streptomycetaceae/Actinomycetales*) produziert. Sie werden zur Behandlung von Infektionen mit gramnegativen Bakterien, besonders bei Pyelonephritis und Infektionen des Respirationstraktes sowie der Augen angewendet.

**Sisomicin**, ein Produkt von *Micromonospora inyoensis*, unterscheidet sich vom Gentamicin $C_{1a}$ durch eine Doppelbindung zwischen den C-Atomen 4 und 5 des Purpurosamin-C-Restes. Es ist Gentamicin in der Wirkung sehr ähnlich.

**Netilmicin** ist ein N-Ethylderivat des Sisomicins.

Weitere trimere Aminoglykosidantibiotika sind u. a. **Bekanamycin** und **Dibekacin** (gebildet von Mutanten von *Streptomyces kanamyceticus*) und **Ribostamycin** (produziert von *Streptomyces ribosidificus*).

**Neomycine** sind Tetramere aus 2-Desoxystreptosamin, Neosamin C, D-Ribose und Neosamin B (Neomycin B) (Abb. 16) bzw. statt Neosamin B einem zweiten Molekül Neosamin C (Neomycin C). Neomycin A (Neamin) ist ein Dimeres aus 2-Desoxystreptosamin und Neosamin C. Das Handelspräparat besteht zu über 80% aus Neomycin B. Neomycine werden von *Streptomyces fradiae* und *S. albogriseolus* gebildet. Man benutzt sie besonders zur lokalen

Behandlung von Haut-, Schleimhaut-, Ohren- und Augeninfektionen. Darüber hinaus dienen sie zur Bekämpfung von Darminfektionen. Parenteral werden Neomycine wegen der hohen Toxizität kaum appliziert.

Als **Framycetin** wird ein von *Streptomyces lavandulae* produziertes Neomycin B bezeichnet.

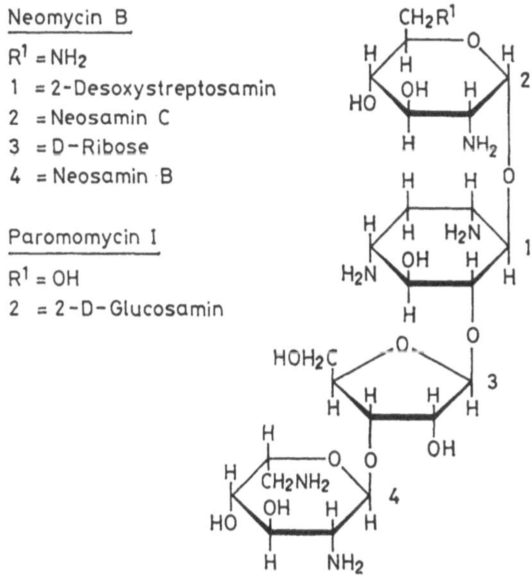


Abb. 16. Tetramere Aminoglykosidantibiotika

**Paromomycine** sind Tetramere aus 2-Desoxystreptosamin, 2-D-Glucosamin, D-Ribose und Neosamin B (Paromomycin I) bzw. Neosamin C (Paramomycin II). Sie werden von *Streptomyces rimosus f. paromomycinus* und einigen anderen *Streptomyces*-Arten gebildet. Paromomycine werden wie Neomycine und darüber hinaus bei intestinaler Amöbiasis eingesetzt.

Ein strukturell von den oben genannten Vertretern stark abweichendes, aber mit ihnen biogenetisch verwandtes Antibiotikum ist **Spectinomycin**. Es ist aus dem Aminocyclitol Actinamin und der Desoxy-hexose Actinospectose aufgebaut (Abb. 17). Produzenten sind *Streptomyces spectabilis* und *S. flavopersicus*. Es ist besonders zur Therapie der Gonorrhoe geeignet.

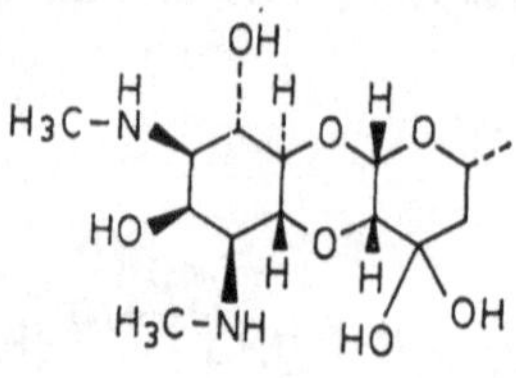

Abb. 17. Spectinomycin

## 9. Fruchtsäuren

Unter Fruchtsäuren versteht man im Obst und damit auch in Fruchtsäften vorkommende Säuren, insbesondere Äpfelsäure, Weinsäure und Citronensäure, aber auch Chinasäure sowie Shikimisäure.

Sie stehen den Kohlenhydraten biogenetisch nahe. Weinsäure kann von Pflanzen aus Glucose über Ascorbinsäure (s. S. 68) gebildet werden. Für die Biogenese der Äpfelsäure und der Citronensäure liefert die Brenztraubensäure, ein Abbauprodukt der Glucose, das Kohlenstoffskelett. Durch Carboxylierung der Brenztraubensäure entsteht Oxalessigsäure, die entweder zu Äpfelsäure hydriert oder mit Hilfe eines Moleküls Acetyl-Coenzym A (dessen Essigsäurerest auch aus Pyruvat hervorgehen kann) in Citronensäure umgewandelt wird. Citronensäure kann im Verlaufe des Tricarbonsäurecyclus ebenfalls zu Äpfelsäure abgebaut werden. Bei der Biogenese der Shikimisäure und Chinasäure dienen Brenztraubensäure und eine Tetrose als Präkursoren (s. 17.2.).

**L(−)-Äpfelsäure** ((2S)-2-Hydroxy-butandisäure) findet sich reichlich, begleitet von Citronensäure, im Kern- und Steinobst der *Rosaceae*, z. B. in Sauerkirschen (durchschnittlich 1,8% Äpfelsäure) und in Äpfeln (je nach Sorte 0,5—1,5%, bei den süßen Sorten neben größeren Mengen Chinasäure). Besonders reich an Äpfelsäure sind Vogelbeeren (Früchte von *Sorbus aucuparia* L., bis 3%).

**Citronensäure** (2-Hydroxy-propan-1,2,3-tricarbonsäure) überwiegt bei Himbeeren (etwa 1,6%), Zitronen (bis 9%), Johannisbeeren und Feigen. Auch Kuhmilch enthält 0,2% Citronensäure. Ihre Gewinnung erfolgt heute zum größten Teil auf mikrobiologischem Wege, besonders mit Hilfe von *Aspergillus niger* und *A. wentii* (*Aspergillaceae/Plectascales*). Diese Schimmelpilze sind in der Lage, den in der Zuckerrübenmelasse enthaltenen Rohrzucker mit Ausbeuten von 60% in Citronensäure umzuwandeln. Teilweise wird Citronensäure auch aus unreif abgefallenen oder aus anderen Gründen nicht zum Verkauf geeigneten Zitronen gewonnen.

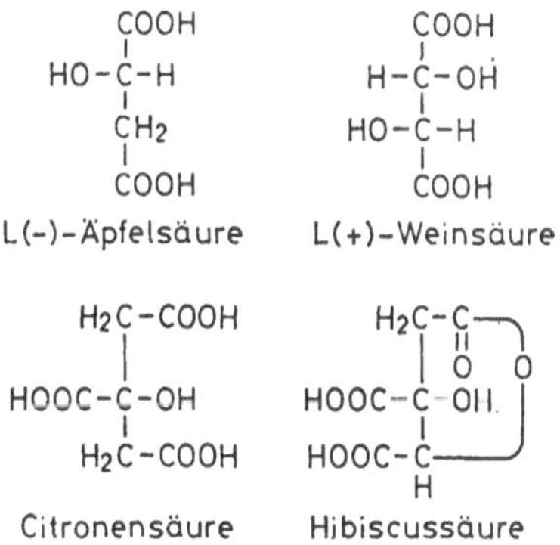


Abb. 18. Fruchtsäuren

**Hibiscussäure** ((+)allo-Hydroxycitronensäurelacton) kommt in Konzentrationen bis zu 23% in **Flores Hibisci** (Hibisci flos), Hibiscusblüten, „Malventee" vor, den fleischigen, roten Kelchen und Außenkelchen von *Hibiscus sabdariffa* L., Roselle, Rama (*Malvaceae/Malvales*). Die einjährige, bis 4 m hohe Pflanze wird in Afrika und Asien, besonders in Hausgärten, angebaut. Die jungen Blätter und Triebe werden als Salat und Gemüse gegessen, die Samen zur Ölgewinnung verwendet. *H.s.* var. *altissima* kultiviert man als Faserpflanze (Rosellehanf). Die Droge dient vor allem zur Herstellung durstlöschender Getränke. In der Lebensmittelindustrie wird sie als Farbstoff und Aromaticum zur Herstellung von Gelees, Soßen und Chutneys gebraucht.

**L(+)-Weinsäure** ((2R,3R)-2,3-Dihydroxy-butandisäure) kommt neben Äpfelsäure in den Weinbeeren, den Früchten von *Vitis* *vinifera* L. (*Vitaceae/Rhamnales*), vor. Je nach Sorte und klimatischen Bedingungen überwiegt die eine oder die andere Säure. Der Gesamtsäuregehalt des Traubenmostes beträgt 0,9–1,5%. Ein Teil der Weinsäure fällt bei der Weinbereitung oder Lagerung als schwer lösliches Kaliumhydrogentartrat, sogenannter Weinstein (Cremor tartari), aus. Sehr reich an Weinsäure ist auch das musartige Mesocarp der Hülsenfrüchte von *Tamarindus indica* L., der Tamarinde (*Caesalpiniaceae/Fabales*), einem bis 25 m hoch werdenden Baum, der in vielen tropischen Gebieten der Erde angebaut wird. Hauptlieferant der Droge ist Indien. Tamarindenmus, **Pulpa Tamarindorum**, enthält 13–15% organische Säuren, vorwiegend Weinsäure und Tartrate. Es dient als mildes Laxans.

Fruchtsäuren und ihre Salze werden vom Darm nur langsam resorbiert. Daher sind an Fruchtsäuren reiche Früchte und ihre Säfte osmotisch wirksame Abführmittel. Resorbierte Fruchtsäuren, insbesondere Weinsäure, werden im Körper kaum abgebaut und zum größten Teil unverändert durch die Nieren ausgeschieden. Dadurch ist ihre diuretische Wirksamkeit bedingt. Obstsäfte, vor allem Traubenmost, werden wegen ihrer milden Abführwirkung bei Fettsucht, chronischer Obstipation und bei chronischen Hautkrankheiten verwendet. Einige Obstsäfte, besonders Kirsch- und Himbeersaft, dienen auch zur Herstellung von in der Pharmazie als Korrigenzien verwendeten Sirupen (**Sirupus Cerasi, Sirupus Rubi Idaei**).

In vergleichsweise großem Umfange werden die **Citronensäure** (Acidum citricum) und ihr Trinatriumsalz (Natrium citricum) eingesetzt. Die Säure wird zur Substitutionstherapie bei Hypo- oder Achlorhydrie des Magensaftes, als Antidot bei Laugenvergiftungen und ihr Salz wegen der Fähigkeit $Ca^{\cdot\cdot}$-Ionen zu binden zur Verhinderung der Blutgerinnung bei der Herstellung von Blutkonserven verwendet.

Neben Fruchtsäuren enthalten Obst und Fruchtsäfte u. a. Zucker (5–15%), Pektine und andere Schleimstoffe, Ascorbinsäure, Flavonoide, Anthocyane sowie Aromastoffe. Durch die Potenzierung der Ascorbinsäurewirkung durch Flavonoide sind Fruchtsäfte als Mittel zur Vorbeugung von Erkältungskrankheiten reinem Vitamin C überlegen. Die Aromastoffe sind stets Gemische vieler chemischer Verbindungen. Eine besondere Rolle spielen Ester niederer Alkohole (Methyl-, Ethyl-, Amyl-, Isoamylalkohol, Terpenalkohole wie z. B. Linalool) mit organischen Säuren, Aldehyde, Alkohole, niedere Fettsäuren und Terpene.

# 10. Fettsäuren und ihre Ester

## *10.1. Chemie und Terminologie*

### *10.1.1. Fettsäuren*

Fettsäuren sind aliphatische, gesättigte oder ungesättigte Monocarbonsäuren. Sie sind meistens unverzweigt und besitzen eine gerade Zahl von Kohlenstoffatomen.

Die weit verbreiteten Vertreter werden mit Trivialnamen bezeichnet. Die systematische Nomenklatur (Name des Kohlenwasserstoffs mit dem Suffix -säure, z. B. n-Octadecansäure) wird nur selten verwendet. Häufig findet man in der Literatur jedoch Kurzbezeichnungen. Sie geben die Zahl der C-Atome und, durch einen Doppelpunkt abgetrennt, die Zahl der Doppelbindungen an. Die Lage der Doppelbindungen wird entweder dahinter in Klammern, oder davor, mit oder ohne den griechischen Buchstaben $\Delta$, ausgewiesen, z. B. für Linolsäure (n-Octadeca-9,12-diensäure) wird verwendet 18:2 (9,12), seltener $\Delta^{9,12}$—18:2 oder 9,12—18:2. Zur Darstellung biogenetischer Beziehungen ist es manchmal zweckmäßig die Position der Doppelbindungen, dann gekennzeichnet durch $\omega$, vom Methyl-Kettenende zu zählen, z. B. für Linolsäure 18:2 ($\omega$-6,9).

Wichtige gesättigte Fettsäuren sind:

Buttersäure (n-Butansäure, 4:0)
Capronsäure (n-Hexansäure, 6:0)
Caprylsäure (n-Octansäure, 8:0)
Caprinsäure (n-Decansäure, 10:0)
Laurinsäure (n-Dodecansäure, 12:0)
Myristinsäure (n-Tetradecansäure, 14:0)
Palmitinsäure (n-Hexadecansäure, 16:0)
Stearinsäure (n-Octadecansäure, 18:0)
Arachinsäure (n-Eicosansäure, 20:0)
Behensäure (n-Docosansäure, 22:0)
Lignocerinsäure (n-Tetracosansäure, 24:0)
Cerotinsäure (n-Hexacosansäure, 26:0)
Montansäure (n-Octacosansäure, 28:0)
Melissinsäure (n-Triacontansäure, 30:0)

Wichtige ungesättigte Fettsäuren sind:

Palmitoleinsäure (n-Hexadec-9-ensäure, 16:1(9))
Ölsäure (n-Octadec-9-ensäure, 18:1(9))
Linolsäure (n-Octadeca-9,12-diensäure, 18:2(9,12))
α-Linolensäure (n-Octadeca-9,12,15-triensäure, 18:3(9,12,15))
Arachidonsäure (n-Eicosa-5,8,11,14-tetraensäure, 20:4(5,8,11,14))
Erucasäure (n-Docos-13-ensäure, 22:1(13)).

Alle genannten ungesättigten Fettsäuren besitzen cis-Konfiguration.

Hinsichtlich der Häufigkeit des Vorkommens stehen 18-C-Säuren an der Spitze, gefolgt von 16-C-Säuren. 4-, 6-, 8- und 10-C-Säuren treten nur in wenigen Naturprodukten in größerer Menge auf (z. B. im Milchfett). Die 12-, 14-, 20-, 22- und 24-C-Säuren kommen meistens in geringer Menge als Begleiter der 18- und 16-C-Säuren vor. Säuren mit mehr als 24 Kohlenstoffatomen sind Bausteine von Wachsen.

Sporadisch treten auch ungewöhnliche Fettsäuren auf: verzweigtkettige Fettsäuren (insbesondere Isofettsäuren — eine Methylgruppe am vorletzten C-Atom des Methylendes tragend — und die Anteisofettsäuren — eine Methylgruppe am drittletzten C-Atom tragend), Alkinfettsäuren (mit C≡C-Bindungen), Hydroxyfettsäuren, Epoxyfettsäuren, Fettsäuren mit ungerader Kohlenstoffatomzahl und alicyclische Fettsäuren (z. B. Säuren mit zentralem Cyclopropan-Ring oder endständigem Cyclopentanring).

### *10.1.2. Fettsäureester*

Fettsäuren liegen in biologischem Material fast stets esterartig, seltener amidartig, gebunden vor. Nach ihren Reaktionspartnern kann man die Fettsäurederivate einteilen in:

- Fette und fette Öle (Triester des Glycerols),
- Esterwachse (Ester von aliphatischen Fettalkoholen und Sterolen),
- Phospholipide (Ester oder Amide phosphathaltiger Verbindungen: Glycerophospholipide, Sphingomyeline),
- Glykolipide (Ester oder Amide monosaccharid- oder oligosaccharidhaltiger Verbindungen: Cerebroside, Ganglioside).

### *10.1.2.1. Fette und fette Öle*

Fette und fette Öle sind Trifettsäureester des Glycerols (Triacylglycerole, Triglyceride).

Die natürlichen Fette sind stets Gemische von vorwiegend gemischten, seltener einfachen Triacylglycerolen. Bei den gemischten Triacylglycerolen sind am Glycerolmolekül unterschiedliche Fettsäurereste gebunden (z. B. 1-Palmitoyl-2-oleyl-3-stearoyl-sn-glycerol, Abb. 19). Bei ihnen ist das C-2-Atom chiral. Man

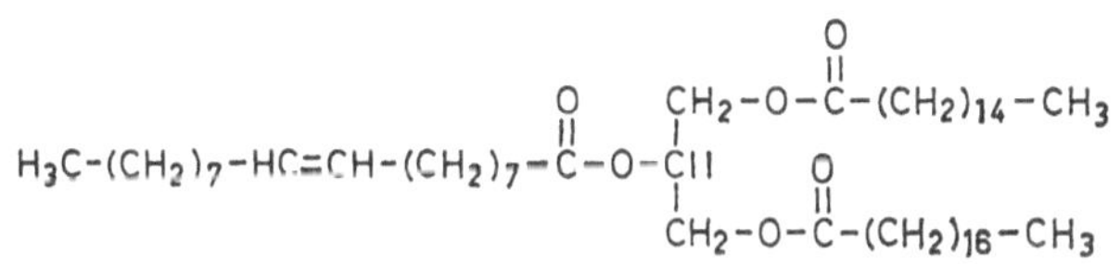

1-Palmitoyl-2-oleyl-3-stearoyl-sn-glycerol
(gemischtes Triacylglycerol)

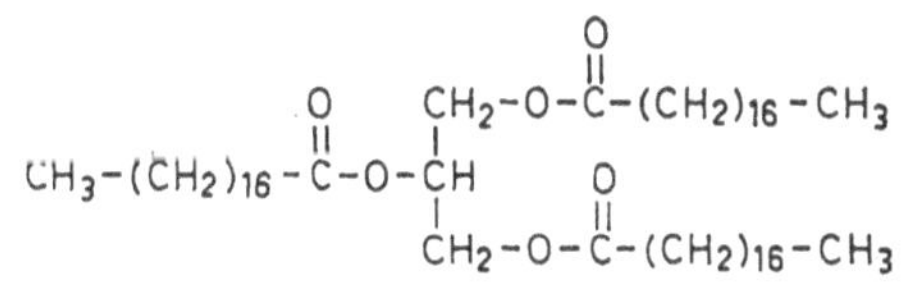

Tristearoylglycerol (einfaches Triacylglycerol)

Abb. 19. Triacylglycerole

schreibt nach dem System des „stereospecific numbering (sn)" die an diesem Atom befindliche OH-Gruppe nach links und gibt dem oberen C-Atom die Nummer 1, dem unteren die Nummer 3. Bei den einfachen Triacylglycerolen sind die Fettsäurereste identisch (z. B. Tristearoylglycerol). Bei gemischten Triacylglycerolen sind die Fettsäuren nicht statistisch auf die Hydroxylgruppe des Glycerols verteilt. Wir finden die gesättigten Fettsäuren fast stets, Ölsäure und Linolensäure weniger häufig und Linolsäure nur bei Fetten mit hohem Linolsäureanteil in Positionen 1 und 3. Am C-3 sind bevorzugt Linolsäure oder kurzkettige Fettsäuren gebunden.

Die Fette und fetten Öle unterscheiden sich durch ihren Schmelzpunkt. Bei Zimmertemperatur sind Fette fest und Öle flüssig. Ein niedriger Schmelzpunkt wird durch den hohen Anteil an kurzkettigen (Smp. 10:0 31 °C, 12:0 44 °C, 14:0 54 °C, 16:0 63 °C,

18:0 70 °C) oder ungesättigten Fettsäuren (18:0 70 °C, 18:1 13 °C, 18:2 −6 °C, 18:3 −14 °C) bedingt, umgekehrt ein hoher Schmelzpunkt durch langkettige, gesättigte Fettsäuren.

Neben Triacylglycerolen enthalten Fette und fette Öle bis zu 5% andere Substanzen. Dabei handelt es sich um Glycerophospholipide, Sterole (z. B. Sitosterol, Campesterol, Cholesterol, Stigmasterol, Stigmastenole und 4-α-Methylsterole), Triterpene (z. B. Squalen, Cycloartenol, 24-Methylencycloartenol und β-Amyrin), Carotinoide, Tocopherole, aliphatische Alkohole und Kohlenwasserstoffe.

In geringem Maße kommen in Fetten auch Diollipide vor. Das sind Difettsäureester von Ethylglykol, Propan-1,2-diol, Butandiolen und Pentandiolen. Nur bei einigen Meerestieren (Seesterne, Seeigel, Seegurken) übertreffen die Diollipide die Triacylglycerole mengenmäßig. Auch 1-O-Alkyl-diacylglycerole wurden bei Mensch und Tier gefunden.

Fette sind relativ leicht verderblich. Unter Einfluß von Wasser und Lipasen, die aus den Rohstoffen stammen, kommt es zu einer Verseifung. Mehrfach ungesättigte Fettsäuren werden leicht, begünstigt durch die Anwesenheit von Schwermetallspuren, Chlorophyll oder Hämin, beschleunigt durch Licht, oxidativ verändert. Dabei werden zunächst durch Peroxidation in Nachbarschaft zu konjugierten Doppelbindungen Protonen abgespalten. Die gebildeten Radikale gehen mit $O_2$ in Peroxidradikale über, die unter erneuter Radikalbildung durch Elimination von Protonen aus unveränderten Fettsäureresten in Hydroperoxide umgewandelt werden können. Die Radikale sind Ausgangspunkte für Radikalkettenpolymerisationen (Verharzung, sogenanntes Trocknen der fetten Öle). Die Hydroperoxide können zu Aldehyden und bei kurzkettigen Fettsäuren auch zu Ketonen fragmentiert werden (Aldehyd- bzw. Ketonranzidität). Die bei der Ranzidität auftretenden Aldehyde (Propanal, Pentanal, Hexanal, Nonanal, Hept-2-enal, Non-2-enal, Deca-2,4-dienal u. a.) und Ketone machen durch unangenehmen Geruch und Geschmack sowie durch ihre Reizwirkung Fette unbrauchbar. Fette lassen sich durch Antioxidantien (Schwermetallkomplexbildner, Sauerstoff- oder Radialfänger) und Lichtschutz vor Verderbnis schützen.

Zur Charakterisierung von Fetten und fetten Ölen werden eine Reihe von chemischen Eigenschaften bestimmt. Zu den sogenannten Kennzahlen gehören: die Säurezahl (Gehalt an freien Säuren, bestimmt durch acidimetrische Titration), Verseifungszahl (Gehalt an freien und esterartig gebundenen Carboxylgruppen, acidimetrisch bestimmt), Esterzahl (Differenz von Verseifungszahl und Säurezahl), Hydroxylzahl (Gehalt an freien OH-Gruppen, acidimetrische Bestimmung des nach Acetylierung verbleibenden Überschusses an Essigsäureanhydrid), Iodzahl (Gehalt an ungesättigten Verbindungen, Bestimmung des Iodüberschusses nach Iodierung mit Iodmonochlorid- oder Iodmonobromid-Iod-Lösung), Peroxidzahl (Gehalt an Peroxiden, iodometrische Bestimmung), Benzidinzahl (Gehalt an Carbonylverbindungen, kolorimetrische Bestimmung nach Zusatz von Benzidin-Reagens), Alkalifarbzahl (Gehalt an Carbonylverbindungen mit konjugierten Doppelbindungen, kolorimetrische Bestimmung nach Alkalizusatz) und der unverseifbare Anteil.

Weitere wichtige Parameter sind die Dichte, der Brechungsindex und bei einigen Ölen (Ol. Ricini) die optische Drehung.

Bei manchen Ölen werden darüber hinaus Spezialprüfungen (z. B. Prüfung auf Verfälschungen mit Baumwollsamenöl, Erdnußöl, Sesamöl) durchgeführt.

### *10.1.2.2. Esterwachse*

Bei Pflanzen und Tieren vorkommende Wachse sind sehr komplexer Zusammensetzung. Ihre Hauptbestandteile sind in den meisten Fällen Esterwachse, bestehend aus Estern von Fettsäuren und Fettalkoholen (sog. Wachsalkohole), mit Kettenlängen der beiden Komponenten von jeweils $C_{12}$—$C_{36}$. Die Fettsäuren sind zum Teil hydroxyliert ($\alpha$- oder $\omega$-OH-Gruppen bevorzugt) und zum Teil verzweigt (besonders bei tierischen Hautfetten Iso- und Anteisosäuren). Von den Isosäuren abgesehen, haben beide Komponenten meistens eine gerade Kohlenstoffzahl. Als Alkoholkomponenten können auch Sterole und Triterpenalkohole dienen. Neben den Estern kommen in den natürlichen Wachsen freie Fettsäuren und Fettalkohole vor. Einige Kutikularwachse, besonders bei Früchten, bestehen zu einem großen Teil aus freien Triterpenen (Ursolsäure, Oleanolsäure). Weitere Wachskomponenten sind gesättigte und ungesättigte aliphatische Kohlenwasserstoffe mit meistens 25 bis 35 Kohlenstoffatomen (da sie durch Decarboxylierung der Fettsäuren entstanden sind, haben sie ungerade Kohlenstoffatomzahl), Keto-, Diketo- und Hydroxyderivate dieser Kohlenwasserstoffe sowie ihre Diole. In Einzelfällen werden auch andere Komponenten (z. B. Flavone, polycyclische aromatische Kohlenwasserstoffe,

Ester von Phenylacrylsäuren) in Wachsen gefunden. Wachse sind im Gegensatz zu Triacylglycerolen sehr reaktionsträge und zum Teil unbegrenzt haltbar.

### *10.1.2.3. Glycerophospholipide*

Die natürlich vorkommenden Glycerophospholipide sind Derivate des sn-Glycero-3-phosphats, die mindestens eine O-Acyl-, O-Alkyl- oder O-Alk-1-enyl-Gruppe an einer der OH-Gruppen des Glycerolrestes tragen. Von besonderem pharmazeutischem Interesse sind die Derivate der 1,2-Diacylglycerol-3-phosphate (Phosphatidsäuren), die am Phosphorsäurerest esterartig einen Cholin-(Phosphatidylcholine oder Lecithine), Ethanolamin-(Phosphatidylethanolamine), Serin-(Phosphatidylserine) oder einen myo-Inositolrest (Phosphatidylinositole) gebunden haben. Sie bilden die Hauptbestandteile des Lecithins.

### *10.1.2.4. Cutin und Suberin*

Cutin und Suberin sind den Zellwänden, insbesondere von Abschlußgeweben (Epidermis, Kork), der Pflanzen auf- und eingelagerte Polymere. Sie dienen hauptsächlich dem Schutz vor Verdunstungsverlusten von Wasser, aber auch von ätherischen Ölen und vor Invasion von Mikroorganismen. Hauptkomponenten sind Hydroxy-, Dihydroxy-, Trihydroxy-, Epoxy- und Monohydroxyepoxy-mono- und dicarbonsäuren mit 16—32 C-Atomen, bei starkem Überwiegen der $C_{16}$- und $C_{18}$-Verbindungen. Diese Säuren sind durch Esterbrücken quervernetzt. Besonders im Kork kommen als Esterkomponenten auch Phenylacrylsäurederivate vor. Begleitstoffe sind 1-Alkanole ($C_{18}$—$C_{32}$).

Technisch verwendet man Kork (Cortex Quercus suber), der von der Korkeiche, *Quercus suber* L. (*Fagaceae/Fagales*), gewonnen wird. Dieser Baum wird heute insbesondere in Portugal, aber auch in Spanien, Südfrankreich, Italien, auf Korsika, in Marokko, Algerien, Tunesien und der UdSSR kultiviert. Zur Gewinnung wird, wenn die Bäume 8—25 Jahre alt sind, die spröde Korkschicht (Jungfernkork) entfernt. Nach weiteren 10 Jahren kann der erste vollwertige Kork gewonnen werden. Die Ernten werden etwa aller 8 Jahre wiederholt (bis etwa zum 200. Lebensjahr des Baumes). Die Ausbeute beträgt je nach Alter des Baumes 100—600 kg pro Baum und Ernte.

## *10.2. Stoffwechsel*

Fettsäuren werden im lebenden Organismus aus Acetatresten aufgebaut, die vom Acetyl-Coenzym A als Starter bzw. Malonyl-Coenzym A (unter Abspaltung von $CO_2$) als Extender geliefert werden. Die Acetatreste gehen zum größten Teil aus Brenztraubensäure, einem Spaltprodukt der Glucose, durch oxidative Decarboxylierung hervor. Durch schrittweise Verknüpfung der $C_2$-Körper und Hydrierung der gebildeten $\beta$-Ketosäuren mit Hilfe von $NADPH_2$ werden sukzessiv Fettsäuren mit geraden Kohlenstoffatomzahlen aufgebaut. Die Biosynthese erfolgt an Multienzymkomplexen (hinsichtlich der Details siehe Lehrbücher der Biochemie).

Bei der Biogenese ungeradzahliger Fettsäuren fungiert Propionyl-CoA als Starter. Bei der Bildung von Isofettsäuren wird $\alpha$-Methylpropionsäure (aus Valin stammend) und bei der von Anteisosäuren $\alpha$-Methylbuttersäure (aus Isoleucin stammend) als Starter genutzt. Fettsäuren können auch nachträglich, mit Methionin als Methyldonator, methyliert werden.

Ungesättigte Fettsäuren entstehen durch Dehydrierung (katalysiert durch sogenannte Desaturasen) aus gesättigten Fettsäuren. Diese Dehydrierung kann auch vor Erreichen der endgültigen Kettenlänge erfolgen. So entstehen in Pflanzen wahrscheinlich Ölsäure und Linolsäure durch Dehydrierung der Stearinsäure, Linolensäure dagegen durch Dehydrierung auf der Stufe 12:0 (Laurinsäure) zu 12:3 (3,6,9) und anschließende Kettenverlängerung vom Carboxylende her über 14:3 (5,8,11), 16:3 (7,10,13) zu Linolensäure (18:3 (9,12,15)). Die Desaturation der Fettsäuren in Pflanzen ist bei relativ niedrigen Temperaturen, wahrscheinlich durch die erhöhte Löslichkeit von Sauerstoff in den Lipiden ($H_2$-Akzeptor der Desaturasen ist $O_2$), begünstigt. Pflanzen, die bei kühler Witterung gewachsen sind, haben daher einen höheren Anteil an ungesättigten Fettsäuren als beispielsweise Pflanzen in tropischen und subtropischen Regionen.

Der Mensch vermag von den ungesättigten Fettsäuren nur Ölsäure und Palmitoleinsäure zu bilden, er kann diese Säuren durch Kettenverlängerung in einfach ungesättigte langkettige Fettsäuren umwandeln und weitere Doppelbindungen zwischen den bereits vorhandenen und dem carboxylterminalen Ende einführen. Aus zugeführter Linolsäure (18:3(9,12)) kann er über $\gamma$-Linolensäure (18:3 (6,9,12)) und Bishomo-$\gamma$-Linolensäure (20:3 (8,11,14)) Arachidonsäure 20:4 (5,8,11,14)) bilden, die als Vorstufe der

Prostaglandine (s. S. 134) dient. Linolsäure muß, da ihre Biosynthese im menschlichen Organismus nicht möglich ist, sie aber als Vorstufe der Prostaglandine und als Baustein von Zellmembranlipiden benötigt wird, als sogenannte essentielle Fettsäure mit der Nahrung aufgenommen werden. Da die γ-Linolensäure den Prostaglandinen einen Schritt in der Biosynthesekette näher steht, wird ihre Zufuhr für besonders günstig gehalten. Sie kommt in Fetten einiger Meerestiere und in den Samen der Gemeinen Nachtkerze, *Oenothera bienis* L. (*Onagraceae/Myrtales*), in nennenswerten Mengen vor. Aber auch die weit verbreitete Linolensäure (= α-Linolensäure) scheint für den Menschen essentiell zu sein.

Die Hydroxylierung der Fettsäuren erfolgt entweder durch Monooxygenasen oder durch Hydratasen (Anlagerung von $H_2O$ an eine Doppelbindung). So wird Ricinolsäure beim Mutterkorn durch Hydratisierung der Linolsäure, bei Ricinus durch Hydroxylierung der Ölsäure gebildet.

Die langkettigen Fettsäuren der Wachse gehen aus den bei der Fettsäurebiogenese entstandenen Fettsäure-Coenzym-A-Verbindungen durch Kettenverlängerung mit Hilfe von Acetyl-Coenzym A, katalysiert durch spezifische Enzyme, hervor. Durch Hydrierung können sie in die Wachsalkohole übergehen.

Bei der Biogenese der Fettsäureester werden die Fettsäurereste der Fettsäure-Coenzym-A-Verbindungen durch Transacylierung entweder auf langkettige Alkohole (Biosynthese der Wachse) oder auf sn-Glycerol-3-phosphat übertragen. Die im letzteren Falle gebildete Phosphatidsäure wird dephosphoryliert. Das gebildete 1,2-sn-Diacylglycerol kann mit einem weiteren Molekül Fettsäure-Coenzym A in ein Triacylglycerol umgewandelt werden oder es geht durch Reaktion mit aktivierten Aminoalkoholen (z. B. Cytidindiphosphatcholin) in Glycerophospholipide über (Abb. 20).

Der Abbau der Fette erfolgt hydrolytisch durch fettspaltende Hydrolasen (Lipasen, s. 35.8.3.2.) zu Fettsäuren und Glycerol. Die Glycerophospholipide werden durch Phospholipasen abgebaut und zwar wird durch Phospholipase $A_1$ die Esterbindung am C-1 und durch Phospholipase $A_2$ die am C-2 gespalten. Durch Phospholipase C wird der phosphorylierte Aminoalkohol entfernt und durch Phospholipase D in Aminoalkohol und Phosphatidsäure zerlegt. Die bei Einwirkung von Phospholipase $A_2$ entstehenden Verbindungen mit freier sekundärer OH-Gruppe werden als Lysophospholipide bezeichnet. Sie führen zur Zerstörung von Zellmembranen, z. B. von Erythrocyten (Hämolyse). Über den Abbau von Wachsen, die als Exkretionsprodukte nicht wieder in den Stoffwechsel

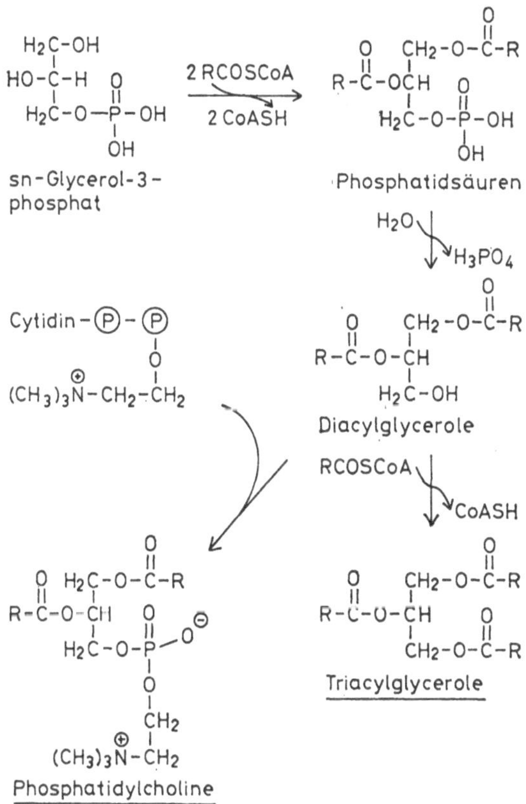


Abb. 20. Biogenese der Triacylglycerole und Glycerophospholipide

einbezogen werden, ist nichts bekannt. Die Spaltung von Cutin und Suberin kann durch spezielle Esterasen (Cutinasen) erfolgen.

Fettsäuren werden durch sogenannte $\beta$-Oxidation abgebaut, bei der nach Bindung an Coenzym A durch Dehydrierungsschritte $\beta$-Ketosäuren entstehen, die unter Anlagerung von Coenzym A in Acetyl-Coenzym A und eine um 2 C-Atome ärmere Fettsäure-Coenzym-A-Verbindung zerlegt werden. Durch mehrmalige Wiederholung dieser Kettenverkürzung wird die gesamte Fettsäure zu Acetyl-Coenzym-A-Molekülen metabolisiert. Bei ungesättigten Fettsäuren werden die Doppelbindungen vor dem Abbau hydriert.

Ein Enzym, das in sehr vielen Pflanzen vorkommt, ist die Lipoperoxydase (Lipoxygenase EC 1.13.11.12). Sie greift an Verbindungen mit cis,cis-1,4-Pentadien-Gruppierungen an und wandelt sie mit Hilfe von Sauerstoff stereospezifisch in Hydroperoxide mit konjugierten cis-trans-Gruppierungen um. Hydroperoxidlyasen spalten die Hydroperoxide zu Aldehyden. Diese Reaktionen spielen, da Fettsäuren wie Linolsäure und Linolensäure diesem Abbaumechanismus unterliegen, eine Rolle beim Trocknen und der Ranzidität der Fette (Abb. 21).

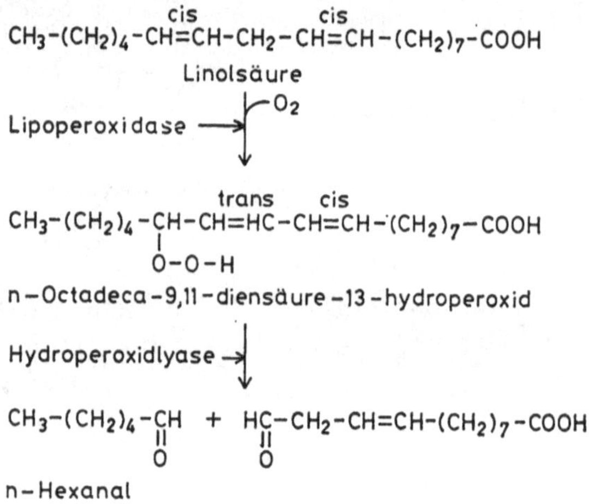


Abb. 21. Lipoperoxydasereaktion

## 10.3. *Vorkommen und Gewinnung*

Fette dienen vorwiegend als Reservestoffe. Bei Pflanzen kommen sie besonders in den Samen (im Endosperm oder Embryo), seltener auch im Fruchtfleisch oder in Knollen vor. Der Gehalt der Samen an Fetten kann bis zu 60% betragen. Bei Tieren wird Fett bevorzugt im Unterhautfettgewebe, im Netzgewebe und im Bereich der Nieren gespeichert. Im tierischen Organismus haben Fette auch mechanische Aufgaben (Fixation von Organen, Gewebeschutz, Wärmeisolierung).

Glycerophospholipide sind Bausteine der Zellmembran. Im menschlichen und tierischen Organismus sind sie wesentlich am

Fetttransport beteiligt. In Vogeleiern oder Pflanzensamen können sie als Energie-, Phosphor- und Stickstoffspeicherstoffe dienen. In hohen Konzentrationen kommen sie im Gehirn (bis 30%), in der Leber (10%), im Eigelb (bis 2%), in geringeren Mengen auch in Samen (z. B. ca. 2% in Sojabohnen) vor.

Esterwachse sind der pflanzlichen Kutikula als Verdunstungsschutz, zur Abweisung von Wasser und Mikroorganismen aufgelagert. In Extremfällen kann die Wachsschicht bis zu 5 mm stark sein. Bei Tieren sind sie im Hautfett enthalten. Darüber hinaus werden sie von einigen von ihnen zur Erfüllung mechanischer Aufgaben (Wabenbaumaterial bei den Bienen, Verbesserung des Auftriebes im Kopf des Wals) in größerer Menge gebildet.

Zur Gewinnung der Fette werden die Rohstoffe entweder kalt bzw. heiß ausgepreßt, ausgeschmolzen oder mit Hilfe leicht flüchtiger Lösungsmittel (z. B. Benzin, Trichlorethylen) extrahiert. Fette Öle werden für therapeutische Zwecke durch kalte Pressung gewonnen. Die anschließende heiße Pressung liefert eine zweite Fraktion, die für technische Zwecke, z. B. zur Seifenherstellung, genutzt wird. Die meisten fetten Öle werden nach der Pressung einer Raffination unterzogen (Entschleimung, Entsäuerung, Entfärbung, Desodorierung).

Zur Gewinnung der Glycerophospholipide werden sie aus Samen, mit fetten Ölen gemeinsam, extrahiert. Nach Verdampfen des Lösungsmittels wird das Öl in der Wärme mit Wasser behandelt (Hydratisieren), das ausfallende Lecithin durch Zentrifugation abgetrennt und gereinigt. Lecithin wird auch durch Ethanolextraktion des mit Aceton von Fetten und Sterolen befreiten Eigelbs erhalten.

Wachse kann man mit mechanischen Methoden (Abbröckeln, Abkratzen), durch Ausschmelzen mit Wasser, durch Extraktion oder andere spezielle Verfahren gewinnen.

## *10.4. Fette Öle und Fette als biogene Arzneistoffe*

### *10.4.1. Fette Öle und Fette ohne spezifische Wirksamkeit*

#### *10.4.1.1. Eigenschaften*

Fette Öle und Fette ohne spezifische Wirksamkeit werden vorwiegend wegen ihrer physikalisch-chemischen Eigenschaften eingesetzt. Auf die Haut gebracht, wirken sie abdeckend und reizmildernd. Durch ihre Fähigkeit die Wasserverdunstung einzuschränken, erweichen sie Schorf. Man benutzt sie bei wunder Haut, Ekzemen und als Arzneiträger für lipophile Arzneistoffe zur lokalen (Haut, Auge, Ohr), peroralen, subcutanen und intramuskulären Applikation. Innerlich genommen, wirken sie kurzfristig cholekinetisch (Cholecystokininfreisetzung) und in größerer Menge abführend. Feste Fette sind Lipogele aus festen, verteilt in flüssigen Triacylglycerolen. Sie werden als hautfreundliche Salbengrundlagen verwendet.

Nach dem Gehalt an mehrfach ungesättigten Fettsäuren, die für das sogenannte Trocknen verantwortlich sind, kann man fette Öle in nichttrocknende (bis etwa 20% Linolsäure und Linolensäure), in halbtrocknende (bis etwa 50%) und trocknende fette Öle (über 50%) einteilen. Die festen Fette sollen getrennt betrachtet werden.

### *10.4.1.2. Nichttrocknende fette Öle*

**Oleum Olivarum** (Olivae oleum), Olivenöl, wird aus den frischen, reifen grünen, roten oder violetten Steinfrüchten des Ölbaumes, *Olea europaea* L. (*Oleaceae/Oleales*), gewonnen. Der Ölbaum, ein immergrüner, bis 20 m hoch werdender Baum, der zur Erleichterung der Erntearbeiten jedoch durch Schnitt auf 5–8 m gehalten wird, ist eine der ältesten Kulturpflanzen. Heimat der Wildform ist wahrscheinlich das Mittelmeergebiet. Hauptanbauländer sind Italien, Spanien und Griechenland. Hauptexporteure sind Spanien und Tunesien. Das Öl, das 12–60% des Fruchtfleisches ausmacht, enthält in seinen Triacylglycerolen 60–85% Ölsäure, daneben kommt u. a. Palmitinsäure (7–20%), und Linolsäure (5–20%) vor. Da die Samen fettes Öl gleicher Zusammensetzung enthalten (20–30%), zermahlt man meistens die ganzen Früchte, preßt den Brei aus und trennt das Öl vom wäßrigen Fruchtsaft durch Zentrifugation. Der Anteil des Olivenöls an der Weltfettproduktion beträgt etwa 5%.

**Oleum Amygdalae** (Amygdalae oleum), Mandelöl, stammt aus den Samen der Steinfrüchte der bitteren, seltener der süßen Mandeln, *Prunus dulcis* (MILL.) D. A. WEBB var. *amara* (DC.) BUCHHEIM und *P. d.* var. *dulcis* (*Rosaceae/Rosales*).

Der im Kaukasusgebiet beheimatete, 4–7 m hoch werdende Mandelbaum ist sehr anspruchslos und wird gern als Bodenbefestiger an Berghängen angebaut. Wichtige Anbaugebiete sind die Mittelmeerländer, der Iran und Californien. Die Samen enthalten etwa 30–50% fettes Öl, das vorwiegend aus Glyceriden der Ölsäure (80%) und der Linolsäure besteht. Die Preßrückstände der Ölgewinnung verwendet man wegen ihres Schleimgehaltes in der Kosmetik (Mandelkleie).

**Oleum Pedum Tauri**, Rinderfußöl, wird aus den in den Klauen liegenden Fettpolstern und dem Mark der Unterbeinknochen (Klauen-, Kron- und Fesselbein sowie Mittelfußknochen) des Rindes, *Bos taurus* L. (*Bovidae/Artiodactyla*), durch Auskochen mit Wasser gewonnen. Es wird durch Ausfrieren von den festen Anteilen befreit und gereinigt. Es enthält hauptsächlich Glyceride der Ölsäure (65%), der Palmitinsäure (17%), der Palmitooleinsäure (9%) und der Linolsäure (2%).

Mit etwa 8% am Weltfettaufkommen beteiligt, bei steigender Tendenz, sind **Palmöl** und **Palmkernöl**, die aus dem Fruchtfleisch bzw. aus den Samen verschiedener Varietäten von *Elaeis guineensis* JAQU. (*Arecaceae/Arecales*), der Ölpalme, hergestellt werden. Hauptanbauländer sind Malaysia, Nigeria, Zaire und Indonesien. Sowohl Fruchtfleisch als auch Samen enthalten bis zu 50% fettes Öl. Im Palmöl (bereits bei 30°C von salbenartiger Konsistenz) sind etwa 40% Ölsäure, 45% Palmitinsäure- und 10% Linolsäureglyceride enthalten. Im Palmkernöl finden wir etwa 50% Laurinsäure-, 15% Myristinsäure-, 15% Ölsäure-, 10% Palmitinsäure- und Capryl- sowie Caprinsäureglyceride (zusammen 10%). Diese Öle werden selbst pharmazeutisch nicht eingesetzt. Palmkernöl und Kokosfett (s. S. 126) dienen jedoch zur Gewinnung von Capryl- und Caprinsäure (Verseifung, Destillation), die in Triglyceride überführt, als Diätetika bei Störungen der Fettresorption und Fettverdauung angewendet werden (Triglycerida mediocatenalia). Die nach der Destillation zurückbleibenden Fettsäuren werden nach Hydrierung noch vorhandener Doppelbindungen (Ölsäureanteil) zu Triacylglycerolen umgesetzt und als Suppositorienmasse, **Massa suppositorium 15** (Adeps solidus, Hartfett), verwendet.

### *10.4.1.3. Halbtrocknende fette Öle*

**Oleum Arachidis** (Arachidis oleum), Erdnußöl, wird aus den Samen der Erdnuß, *Arachis hypogaea* L. (*Fabaceae/Fabales*), einer bis 70 cm hohen, einjährigen, in Brasilien beheimateten, heute züchterisch veränderten Kulturpflanze gewonnen. Ihre Hülsenfrucht entwickelt sich unter der Erde, da sich nach der Befruchtung das Achseninternodium unterhalb des Fruchtknotens verlängert, nach unten wächst und den Fruchtknoten 5—8 cm tief in die Erde einbohrt. Die Ernte erfolgt durch Herausziehen oder Auspflügen der Pflanze. Hauptanbaugebiete sind Indien, China, westafrikanische Staaten und die USA. Hauptexporteure sind Senegal, Nigeria, Niger und Argentinien. Der Ölgehalt der Samen beträgt je nach den klimatischen Bedingungen 25—50%. Den Hauptanteil des Öls stellen Ölsäureglyceride (etwa 60%) dar. Daneben kommen Linolsäure- (20—40%), Palmitinsäure- (8—14%), Arachin- (1 bis 2%), Behen- (2—4%) und Lignocerinsäureglyceride (1—2%) vor. **Oleum Arachidis hydrogenatum**, Gehärtetes Erdnußöl, mit einem Tropfpunkt von 37—42 °C, kann als Suppositoriengrundlage verwendet werden. Der Anteil des Erdnußöls an der Weltfettproduktion beträgt etwa 6%.

**Oleum Rapae** (Rapae oleum), Rapsöl, wird aus den Samen von *Brassica napus* L. ssp. *napus*, dem Raps, und von *B. rapa* L. ssp. *oleifera* (DC.) METZGER, dem Rübsen, hergestellt. Der Anbau erfolgt vorwiegend in Europa (Frankreich, Polen, DDR, BRD, Schweden) und Ostasien (Indien, China, Pakistan).

Der Ölgehalt der Samen beträgt 35—45%. Während man früher nur über Rassen verfügte, deren Öl etwa 40—50% Erucasäure enthielt, baut man heute wegen der schweren Verdaubarkeit der Erucasäure Sorten an, deren Hauptbestandteile Glyceride der Ölsäure (etwa 60%), der Linolsäure (etwa 20%) und der Linolensäure (etwa 10%) sind. Rapsöl ist mit etwa 5% an der Weltfettproduktion beteiligt.

**Oleum Sesami** (Sesami oleum), Sesamöl, wird von *Sesamum indicum* L. (*Pedaliaceae/Scrophulariales*), einer einjährigen, 1—2 m hohen, vermutlich in Afrika beheimateten Pflanze gewonnen. Hauptanbauländer sind Indien, China und Mexico. Der Ölgehalt der Samen beträgt 40—60%. Im Öl überwiegen die Glyceride der Öl- und Linolsäure (je 35—50%). Hauptexporteur ist der Sudan.

**Oleum Helianthi** (Helianthi oleum), Sonnenblumenöl, ist zu 22—35% in den Achänen der Sonnenblume, *Helianthus annuus* L. (Asteraceae/Asterales), enthalten. Die wichtigsten Fettsäuren der Triacylglycerole sind Linolsäure (20—75%) und Ölsäure (14—72%). Hauptproduzent ist die UdSSR. Der Anteil an der Weltfettproduktion beträgt etwa 9%.

Ein weiteres stark linolsäurehaltiges Öl (55—80%) ist **Oleum Carthami**, Safloröl, von der Asteracee *Carthamus tinctorius* L., Saflor, Färberdistel. Der Anbau erfolgt vorwiegend in der UdSSR, Indien, den USA und Vorderasien.

Große Bedeutung für die Weltfettproduktion haben Sojaöl (Anteil 25%) und Baumwollsamenöl (5%). Ihre pharmazeutische Bedeutung ist jedoch gering. **Oleum Sojae** stammt aus den Samen von *Glycine max* (L.) MERR. (*Fabaceae/Fabales*), Gehalt 15–25%, Anteile an Ölsäure 20–50%, an Linolsäure 35–65% und an Linolensäure 2–13%. Hauptanbaugebiete sind Ostasien, UdSSR, Südeuropa und USA. Es wird bei der parenteralen Ernährung eingesetzt. **Oleum Gossypii** wird aus den Samen von Gossypium-Arten (s. S. 83) gewonnen. Es enthält als Säurekomponenten hauptsächlich Ölsäure (13–44%) und Linolsäure (33–58%).

### *10.4.1.4. Trocknende fette Öle*

**Oleum Lini** (Lini oleum), Leinöl, wird aus den reifen Samen des Leins, *Linum usitatissimum* L. (s. S. 96), gewonnen. Sie enthalten 30–45% fettes Öl, dessen Triacylglycerole einen hohen Anteil an ungesättigten Fettsäuren aufweisen (bis 65% Linolensäure, bis 25% Linolsäure, bis 25% Ölsäure). Wegen des hohen Gehaltes an Linolensäure wird der früher postulierte hohe diätetische Wert heute in Frage gestellt. Man verwendet es vor allem in der Pharmazeutischen Technologie zur Herstellung von Seifen und Linimenten.

Zu den trocknenden Ölen gehört auch das in der Pharmazie heute nicht mehr eingesetzte Mohnöl (bis 75% Linolsäureanteil).

### *10.4.1.5. Fette*

Neben den als Zäpfchenmassen verwendeten halbsynthetischen Fetten (Oleum Arachidis hydrogenatum, Massa suppositorium 15) haben Kakaofett und Schweineschmalz noch eine, allerdings geringe, pharmazeutische Bedeutung.

**Adeps Cacao** (Cacao oleum), Kakaofett, Kakaobutter, wird zu 40–55% aus den von Samenschale und Keimwurzeln befreiten Samen von *Theobroma cacao* L. (*Sterculiaceae/Malvales*) als Nebenprodukt der Trinkkakaogewinnung (s. 34.7.7.2.) erhalten. Die in den Triacylglycerolen gebundenen Fettsäuren sind vorwiegend Ölsäure (ca. 35%), Stearinsäure (ca. 35%) und Palmitinsäure (ca. 25%). Der Schmelzpunkt der stabilen β-Modifikation bei 34 °C und die gute Haltbarkeit machen Kakaofett als Suppositoriengrundmasse geeignet.

**Adeps suillus**, Schweinefett (Schmelzbereich 36—42 °C), wird durch Ausschmelzen fettreicher Gewebe, vor allem des Netzes und der Nierenumhüllung, von *Sus scrofa* L. var. *domestica* GRAY (*Suidae/Artiodactyla*) gewonnen und durch Zusatz von 0,01% Propylgallat (AB-DDR) stabilisiert. Säurekomponenten sind insbesondere Palmitinsäure (20—32%), Stearinsäure (5—24%), Ölsäure (35—62%) und Linolsäure (3—16%). Schweinefett wird als hautfreundliche, allerdings leicht verderbliche Salbengrundlage eingesetzt. Schweinefett oder Hammelfett (Sebum ovile), dessen Hauptfettsäuren Palmitin- und Stearinsäure sind, dienen auch zur Gewinnung von **Acidum stearinicum**, Stearinsäure, und **Acidum oleinicum**, Ölsäure, die in Form ihrer Salze als Emulgatoren verwendet werden (Stearylcremes, Linimente).

Über die Gewinnung von Fettsäuren aus **Kokosfett** wurde schon berichtet. Darüber hinaus ist dieses Fett, das aus dem festen Anteil des Endosperms (Kopra) der Steinfrüchte der Kokospalme, *Cocos nucifera* L. (*Arecaceae/Arecales*), gewonnen wird, ein wichtiger Faktor für die menschliche Ernährung.

### *10.4.2. Fette Öle mit spezifischer Wirksamkeit*

Wegen ihrer Bedeutung als Bausteine der Prostanoide (s. S. 132) und der am Fetttransport wesentlich beteiligten Glycerophospholipide wird den ungesättigten Fettsäuren eine hypocholesterolämische Wirkung und eine durch ihre Aufnahme ausgelöste Erniedrigung des Arterioskleroserisikos zugesprochen. Die Anwendung von an ungesättigten Fettsäuren reichen Diätetika wird propagiert, vom Verzehr von Fetten mit gesättigten Fettsäuren, also insbesondere tierischen Fetten, wird abgeraten. Eine Korrelation zwischen Fettverbrauch und Tumorrisiko wird auf Grund epidemiologischer Studien postuliert. Andere Autoren halten diesen Vorstellungen entgegen, daß die Senkung des Arteriosklerose- und Tumorrisikos nach erhöhter Aufnahme ungesättigter Fettsäuren keineswegs sicher ist und verweisen auf deren mögliche cocarcinogene (z. B. durch Veränderung des Zellmembranaufbaus) und carcinogene Wirkung (Peroxide als Mutagene, Bildung von polycyclischen Kohlenwasserstoffen bei Erhitzen). Gleichzeitig wird die mögliche toxische und carcinogene Wirkung der ungesättigten trans-Fettsäuren, die bei einer industriellen Bearbeitung der fetten Öle (17% in Handelsölen, 47% in der Margarine, 58% in Backfetten) entstehen, herausgestellt. Auch auf den erhöhten Bedarf an Vitaminen (besonders E, aber auch Biotin und $B_{12}$) nach vermehrter Aufnahme ungesättigter Fettsäuren und mögliche Avitaminosen wird aufmerksam gemacht.

Öle, die sich durch einen großen Linolsäure- bei gleichzeitig geringem Linolensäuregehalt auszeichnen, sind Oleum Carthami, Oleum Helianthi, Oleum Sesami und Oleum Sojae. Wegen ihres außerdem hohen Gehaltes an Vitamin E seien Weizenkeimöl und Maiskeimöl genannt (40—60% Linolsäureanteil), die aus den Embryonen der Früchte, die als Nebenprodukte der Mehlherstellung anfallen, meistens durch Extraktion, gewonnen werden.

**Oleum Jecoris** (Gadi jecoris oleum), Dorschlebertran, wird aus der Leber des Kabeljaus, *Gadus morrhua* L. und anderen Arten aus der Familie der *Gadidae* (Ordnung *Anacanthini*) durch Ausschmelzen in dampfgeheizten Kesseln (zur Vermeidung oxidativer Veränderungen möglichst unter $CO_2$-Atmosphäre) oder durch Ausfrieren gewonnen. Vom leicht erstarrenden Anteil wird bei Temperaturen von —5 °C befreit. Die Hauptfettsäuren der Glyceride des Lebertrans sind Ölsäure, Linolsäure, Palmitoleinsäure, Gadoleinsäure (20:1 (9)), Palmitinsäure und Myristinsäure. Die Arzneibücher schreiben einen bestimmten Mindestgehalt an Vitamin A (AB-DDR 600 I. E. pro g, Helv. VI und ÖAB 9 850 I. E. pro g) und an Vitamin D (AB-DDR 60 I.E. pro g, Helv. VI und ÖAB 85 I. E. pro g) vor. Der Gehalt in frischem Öl liegt wesentlich höher.

Reicher an Vitamin A und Vitamin D als Oleum Jecoris ist **Oleum Jecoris Hippoglossi** (Hippoglossi jecoris oleum), Heilbuttleberöl, gewonnen aus den Lebern von *Hippoglossus hippoglossus* L. (*Pleuronectidae/Heterosomata*). DAB 8/BRD, Helv. IV und ÖAB 9 fordern einen Mindestgehalt von 30000 I. E. Vitamin A (maximal 60000 I. E.) und 600 I. E. Vitamin D pro g.

Die Fischlebertrane werden wegen ihres Gehaltes an Vitamin $A_1$ und Vitamin $D_3$ eingesetzt. Dorschlebertran wird außerdem äußerlich in Form 10—50%iger Salben zur Behandlung von Wunden und Ekzemen angewendet.

**Oleum Hydnocarpi** (Hydnocarpi oleum), Chaulmoograöl, stammt aus den Samen von *Hydnocarpus*-Arten (bes. *H. wightiana* Blume, *H. anthelminthica* Pierre, *H. kurzii* (King) Warb., (*Flacourticaceae/Violales*). Das Öl, das butterartige Konsistenz besitzt, besteht zu über 80% aus Glyceriden der D-Hydnocarpussäure, der D-Chaulmoograsäure (Abb. 22) und der D-Gorlisäure ($\Delta^9$-Dehydrochaulmoograsäure). Die ungewöhnlichen Fettsäuren wirken bakterizid für *Mycobacterium tuberculosis* und *M. leprae.* Chaulmoograöl wird in Südasien, der Heimat dieser Pflanzen, innerlich und äußerlich, heute allerdings nur noch selten, bei Lepra angewendet. Die Erfolge sind umstritten.

**Oleum Ricini** (Ricini oleum), Ricinusöl, wird aus den Samen von *Ricinus communis* L. (*Euphorbiaceae/Euphorbiales*), einer in vielen Varietäten bekannten, monözischen Pflanze gewonnen. Ricinus, der in gemäßigten Klimaten einjährig ist, bildet in tropischen Gegenden bis zu 15 m hohe, sehr schnellwüchsige Bäume. Die Heimat der Pflanze ist Indien. Hauptproduktionsländer sind Brasilien, Indien, verschiedene afrikanische Staaten und die UdSSR. Ricinussamen enthalten unter anderem 45—55% fettes Öl, das toxische Lectin Ricin (s. 35.5.), etwa 0,2% Ricinin (ein wenig toxisches, insecticid wirksames Pyridinalkaloid, s. 34.7.4.2.) und reichlich Lipasen. Bedingt durch den Ricingehalt sollen

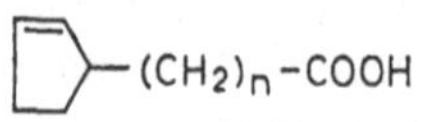


Hydnocarpussäure (n = $C_{10}$)
Chaulmoograsäure (n = $C_{12}$)

Abb. 22. Cyclopentenfettsäuren

bereits 10 Samen für einen Menschen tödlich sein. Das Öl wird durch kalte Pressung gewonnen. Die Giftstoffe verbleiben im Preßrückstand. Anschließend wird mit Wasser ausgekocht und nach DAB 8/BRD weiter raffiniert (Ricini oleum raffinatum). Es enthält in den Triacylglycerolen 85—90% Ricinolsäure ((12R)-12-Hydroxy-ölsäure), ist gut haltbar, im Gegensatz zu anderen Ölen mischbar mit absolutem Ethanol, zu 30% in 90%igem Ethanol löslich und unlöslich in Benzin. Peroral gegeben, wirkt es durch die im Dünndarm frei werdende Ricinolsäure abführend. Sie soll als Vorstufe von Prostaglandinen im Darm wirksam sein und dadurch zu einer Hemmung der $Na^{\cdot}/K^{\cdot}$-ATPase (verzögerte $Na^{\cdot}$-Ionen und Wasserresorption) führen. Die Wirkung tritt nach einer Dosierung von 15—30 g nach etwa 2—4 Stunden ein. Ricinusöl wird wegen seiner Ethanollöslichkeit auch als Zusatz zu Dermatika und Kosmetika eingesetzt. Darüber hinaus dient es u. a. als Arzneiträger für Augenarzneilösungen. Es wird direkt oder nach Dehydratisierung (als trocknendes Öl) für zahlreiche technische Zwecke verwendet.

### *10.5. Wachse als biogene Arzneistoffe*

Von pharmazeutischer Bedeutung sind das von Pflanzen stammende Carnaubawachs und die tierischen Drogen Bienenwachs, Schelllack, Walrat und Wollwachs. Diese Wachse dienen ausschließlich als Hilfsstoffe in der Pharmazeutischen Technologie.

**Cera Carnauba** (Carnauba cera), Carnaubawachs (Schmelzbereich 79—85 °C), wird aus der bis 5 mm starken Kutikularwachsschicht der Blätter der in Brasilien, Argentinien und Paraguay gedeihenden Carnaubapalme, *Copernicia prunifera* (MILL.) H. E. MOORE (*Arecaceae/Arecales*), gewonnen. Die Blätter werden entweder in Wasser gekocht oder aber das Wachs wird von den getrockneten Blättern abgeklopft und dann in kochendem Wasser umgeschmolzen. Carnaubawachs besteht zu 35—40% aus Estern von langkettigen Fettsäuren mit Wachsalkoholen, zu 10—15% aus Estern von $\omega$-Hydroxyfettsäuren mit Wachsalkoholen, zu etwa 30% aus Diestern von $\omega$-Hydroxyfettsäuren mit Fettalkoholen und p-Hydroxy- bzw. p-Methoxyzimtsäure sowie aus freien Fettalkoholen. Es wird vorwiegend zum Polieren von Dragees und als Weichmacher bei der Pflasterherstellung verwendet. Darüber hinaus hat es Bedeutung für die kosmetische Industrie (Lippenstiftfabrikation) und die Technik.

**Cera flava**, Gelbes Wachs (Erstarrungstemperatur 61—66 °C), ist ein von der Honigbiene, *Apis mellifera* L., durch Wachsdrüsen unter den letzten vier Sterniten (ventrale Körpersegmente) der Arbeitsbienen gebildetes, zum Wabenbau benutztes Exkret. Die Bienenwaben werden nach Abschleudern des Honigs in heißem Wasser zusammengeschmolzen. Die Schmelze wird filtriert. Durch Bleichen mit Oxidationsmitteln (insbesondere mit Chromsäure) oder mit Hilfe von Koksfiltern wird **Cera alba**, Weißes Wachs, Gebleichtes Wachs, gewonnen. Bienenwachs enthält 35% Ester aus Palmitinsäure und $C_{24}$-$C_{34}$-Fettalkoholen, 10% Diester der 15-Hydroxypalmitinsäure (neben geringen Mengen 14-Hydroxypalmitinsäure) mit Palmitinsäure und Fettalkoholen, 20% Hydroxywachsester aus 15-Hydroxypalmitinsäure und Fettalkoholen, etwa 10% freie Fettsäuren und 15—20% Paraffinkohlenwasserstoffe. Cera flava dient als Zusatz zu Salbengrundlagen und als Weichmacher bei der Pflasterherstellung.

**Resina Lacca** (Laccae resina), Schellack (Schmelzbereich 73 bis 85 °C), ist ein Produkt, das von Lackschildläusen, *Laccifer lacca* SIGNORET und *Lakshadia indica* MARDIH (Lacciferidae/

UO Coccina), zum Schutz gegen Verfolger und Witterungseinflüsse ausgeschieden wird. Es bedeckt die Zweige der Bäume, auf denen das Tier lebt, mit einer bis zu 1 cm starken Schicht. Zur Gewinnung werden die Zweige abgebrochen, das Sekret wird entfernt und in Wasser umgeschmolzen. Schellack ist alkali- und ethanollöslich. Es besteht zu 10% aus Wachs und zu 90% aus kreuzveresterten aliphatischen (vorwiegend Aleuritinsäure = 9,10,16-Trihydroxypalmitinsäure) und alicyclischen Hydroxycarbonsäuren (vorwiegend Schellolsäure, eine tricyclische Sesquiterpendihydroxydicarbonsäure). Die gelbbraune Farbe der Droge wird durch Anthrachinone, insbesondere durch Erythrolaccin (1,2,5,7-Tetrahydroxy-3-methylanthrachinon), bedingt. Erzeugerländer sind Indien, Burma und Indonesien (Molukken). Schellack wird verwendet, um Dragees mit magensaftresistenten, dünndarmlöslichen Überzügen zu versehen. Er hat auch technische Bedeutung (Möbellackierung, Firnis usw.).

**Cetaceum,** Walrat (Erstarrungstemperatur 45—50 °C), stammt aus den Schädelhöhlen, Rückgratknochen und dem Speck von *Pyseter catodon* L. (*Physeteridae*/UO *Odontoceti*), Pottwal, Spermwal. Der Kopf dieses hauptsächlich im Indischen und Pazifischen Ozean vorkommenden, bis 25 m langen Säugetieres enthält 1,5—5 t sog. Spermöl (Spermacetöl), das nach dem Fang ausgeschöpft wird. Beim Abkühlen des körperwarmen Spermöls scheidet sich das Walrat (10—30%) aus, das mit Laugen von Fetten befreit wird. Es besteht aus Estern mit maximal 40 C-Atomen. Hauptkomponenten sind Cetylpalmitat (Cetylalkohol = n-Hexadecylalkohol), Cetylmyristat, Stearylpalmitat, Cetyllaurat, Stearylstearat und Cetylstearat. Man verwendet es als Zusatz zu Salbengrundlagen.

**Cera Lanae** (Lanae cera), Wollwachs (Schmelzbereich 36—42 °C), besteht aus wachsartigen Hautausscheidungen des Schafes, *Ovis aries* L. (*Bovidae*/*Artiodactyla*). Es fällt bei der Reinigung der Rohwolle als Nebenprodukt an und kann 15% und mehr von deren Gewicht ausmachen. Die Wolle wird nach der Schur zunächst mit Wasser gespült (Entfernung von anorganischen Salzen, Seifen) und dann in speziellen Waschmaschinen mit Seifen-, Soda- oder synthetischen Waschmittellösungen gewaschen. Durch Zentrifugation werden die emulgierten Wachspartikel abgeschleudert. Auch eine Brechung der Emulsion durch Säurezusatz ist möglich, wirkt aber qualitätsmindernd. Das rohe Wollwachs, Cera Lanae cruda, wird zur Entfernung der freien Fettsäuren mit Alkalilösungen behandelt. Mit Hilfe von

Bleicherden bzw. Aktivkohle sowie Peroxiden wird gebleicht und desodoriert. Auch eine Extraktion der Rohwolle mit organischen Lösungsmitteln wird praktiziert.

Wollwachs ist ein komplexes Gemisch aus Wachsestern (70 bis 90%) und freien Sterolen oder Wachsalkoholen (10—30%). Hauptkomponenten der Alkoholfraktion sind Cholesterol (etwa 35%), Lanosterol (15%), Dihydrolanosterol (10%) und aliphatische Alkohole (etwa 35%, n-Alkanole, $C_{14}$—$C_{34}$, Isoalkohole, $C_{14}$—$C_{36}$, Anteisoalkohole, $C_{17}$—$C_{35}$, und 1,2-Diole mit gleichen Grundkörpern). In der Fettsäurefraktion sind enthalten n-Fettsäuren (etwa 10%, $C_8$—$C_{38}$), Iso- und Anteisofettsäuren (zusammen etwa 50%, $C_{18}$—$C_{40}$ bzw. $C_{17}$—$C_{41}$) und $\alpha$-Hydroxyderivate dieser Säuren (etwa 30%).

Wollwachs wird wegen seiner Eigenschaften Wasser-in-Öl-Emulsionen zu bilden und wegen seiner Hautfreundlichkeit, bedingt durch die chemische Verwandtschaft mit Hautlipiden des Menschen, sehr häufig zur Herstellung von Salbengrundlagen verwendet. Aus ihm werden durch katalytische Hydrierung (AB-DDR, Überführung der Säurekomponenten in Alkohole) oder durch Hydrolyse und anschließende Entfernung der Fettsäuren (DAB 8/BRD) Wollwachsalkohole, **Alcoholes Lanae** (Lanae alcoholes) hergestellt, die man Salbengrundlagen zur Erhöhung ihres Wasseraufnahmevermögens zusetzt.

## *10.6. Glycerophospholipide als biogene Arzneistoffe*

In der Pharmazie wird unter der Bezeichnung **Lecithin** (Lecithinum ex ovo, Lecithinum vegetabile) ein Gemisch von Glycerophospholipiden verwendet, das bei der Gewinnung aus dem Eigelb (s. S. 121) vorwiegend aus Phosphatidylcholin (bis 80%) und Phosphatidylethanolamin (ca. 17%) und bei der Gewinnung aus Samen aus Phosphatidylcholin (20—40%), Phosphatidylethanolamin (5 bis 30%), Phosphatidylinositol (ca. 15%) und Sphingophosphoglykolipiden (15—40%) besteht. Lecithin hat gute emulgierende und dispergierende Eigenschaften. Es ist sowohl zur Stabilisierung von Öl-in-Wasser-, als auch von Wasser-in-Öl-Emulsionen sowie zur Herstellung von Liposomen geeignet. Die Pharmazeutische Technologie verwendet es als Emulgator, vor allem für peroral zu applizierende Emulsionen. Darüber hinaus wird es als Bestandteil von Infusionslösungen zur parenteralen Ernährung und zur Leberschutztherapie eingesetzt. Peroral appliziert kann es als Lieferant essentieller Fettsäuren dienen (ca. 55% Linolsäureanteil im Sojalecithin, 17% im Eilecithin), auch zur Gallensteintherapie wird es verwendet.

## 11. Prostanoide

### *11.1. Allgemeine Prinzipien der Hormonwirkung*

Hormone sind körpereigene Wirkstoffe, die der Signalübertragung zwischen Senderzellen und Empfängerzellen in einem vielzelligen Organismus dienen. Ihr Transport erfolgt mit dem Blutstrom (Hormone im engeren Sinne, aus endokrinen Drüsen stammend) oder durch Diffusion (Neurotransmitter, Gewebshormone). Sie tragen meistens zwei Informationen: die Fähigkeit, mit einem bestimmten Protein der Empfängerzelle eine Bindung einzugehen (Rezeptoraffinität) und dieses Protein in seiner Konformation so zu verändern, daß ein bestimmter Effekt ausgelöst wird (intrinsische Aktivität). Das Protein, mit dem das Hormon in Wechselwirkung tritt, wird als Rezeptor (Empfänger und Decoder) bezeichnet. Rezeptoren sind hormonspezifisch und befähigen die Zellen, an deren Oberfläche (Rezeptoren für Peptid- und Proteohormone sowie Neurotransmitter) bzw. in deren Cytoplasma (Rezeptoren für Steroidhormone, für Triiodthyronin) sie vorkommen, zum Empfang der Signale. Die Reaktion mit einem Rezeptor löst bei vorhandener intrinsischer Aktivität eine bestimmte Kette von Effekten aus.

Werden Hormone in Drüsen gebildet, spricht man von glandulären Hormonen. Entstehen sie in Zellen, die nicht zu Drüsen zusammengeschlossen sind, faßt man sie unter dem Begriff aglanduläre Hormone oder Gewebshormone zusammen. Werden sie an Nervenendigungen ausgeschüttet und vermitteln die Reizübertragung vom Nerv zum Nerv bzw. vom Nerv zur Zelle des Erfolgsorgans, nennt man sie Neurotransmitter. Hormone, die die Bildung oder Ausschüttung von anderen Hormonen in Hormondrüsen fördern, bezeichnet man als glandotrope Hormone. Faktoren die die Freisetzung von Hypophysenhormonen auslösen, heißen „releasing hormones“ oder Liberine, solche, die deren Freisetzung hemmen „release inhibiting hormones“ oder Statine.

Die Regulation der Hormonproduktion und -ausschüttung erfolgt entweder auf nervalem Wege oder/und durch Rückkopplung zwischen Empfänger- und Senderzellen, meistens in Form von

Regelkreisen. Ein besonders gut untersuchtes Beispiel ist der Regelkreis zwischen Hypothalamus, Hypophyse und Erfolgsorganen.

Die Primärwirkungen von Hormonen bestehen vor allem in:

— Induktion der Biosynthese bestimmter Proteine in der Empfängerzelle durch Beeinflussung der Genexpression (Steroidhormone),
— Änderung der Struktur der Zellmembran und der Aktivität der in ihr integrierten Ionenkanäle (Acetylcholin, Prostaglandine?),
— Beeinflussung der Aktivität in der Membran lokalisierter, mit den Rezeptoren in Wechselwirkung stehender Nucleotidcyclasen und damit der Konzentration cyclischer Nucleotide (insbesondere cAMP, cGMP) in bestimmten Kompartimenten des Cytoplasmas, die ihrerseits zellspezifische Reaktionen auslösen, z. B. Änderung der Aktivität bestimmter Enzyme und Carrier, Konformationsänderungen an Membranproteinen (Peptidhormone, Catecholamine, Histamin, Serotonin, Prostaglandine, Adenosin).

Der chemischen Natur nach sind die bekannten Hormone des Säugetierorganismus Abkömmlinge von Fettsäuren (Prostaglandine), Steroide (s. S. 171), Aminosäuren (s. 26.2.), biogene Amine (s. 27.), Purine und Peptide oder Proteine (s. 35.6.).

Die therapeutische Anwendung der Hormone erfolgt entweder peroral (Steroidhormone, Thyroxin), lokal (z. B. Adrenalin am Auge) oder bei Verbindungen, die im Magen-Darm-Trakt zerstört werden, auch parenteral (Prostaglandine, Adrenalin, Peptidhormone).

## *11.2. Chemie und Terminologie*

Unter der Bezeichnung Prostanoide (Eicosanoide) soll eine Gruppe von $C_{20}$-Verbindungen zusammengefaßt werden, die biogenetisch aus mehrfach ungesättigten $C_{20}$-Fettsäuren hervorgehen. Dazu gehören die Prostaglandine, die Thromboxane und die Leukotriene.

**Prostaglandine** leiten sich formalchemisch von der in der Natur nicht vorkommenden Prostansäure ab (Abb. 23). Alle biologisch aktiven Vertreter haben eine 15(S)-Hydroxygruppe. Zur Kurzkennzeichnung werden nach den Buchstaben PG (= Prostaglandin) verwendet:

- Großbuchstaben zur Charakterisierung der Ausbildung des Cyclopentanringes (A = 9-Oxo-10-dehydro-, B = 9-Oxo-8(12)-dehydro-, C = 9-Oxo-11-dehydro-, D = 9-Hydroxy-11-oxo-, E = 9-Oxo-11-hydroxy-, F = 9,11-Dihydroxy-, G und H = 9,11-Peroxido-, I = 6,9-Epoxy-11-hydroxy-),
- Indexzahlen zur Angabe der Zahl der Doppelbindungen außerhalb des Cyclopentanringes (1 = $\Delta^{13(E)}$, 2 = $\Delta^{5(Z),13(E)}$, 3 = $\Delta^{5(Z),13(E)17,(Z)}$),
- griechische Buchstaben $\alpha$ und $\beta$ zu den Indexzahlen zur Angabe der Stellung des Substituenten am C-9 im Verhältnis zur Stellung des Hydroxyls am C-11 ($\alpha$-ständig, Abb. 24).

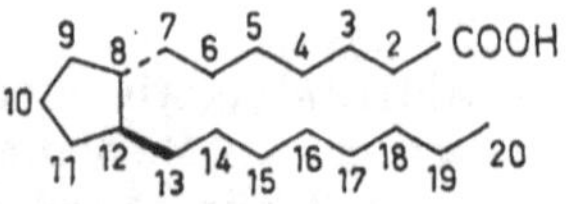


Abb. 23. Prostansäure

**Thromboxane** (Abb. 24) gehen aus Prostaglandinen durch Integration eines O-Atomes am C-11 in den Cyclopentanring unter Bildung eines Tetrahydropyranringes (Oxanring, Name!) hervor. Thromboxane vom Typ TXA sind 11,12-Seco-9,11; 11,12-diepoxy- und vom Typ TXB 11,12-Seco-11,12-epoxy-9$\alpha$, 11$\beta$-dihydroxyprostansäurederivate.

**Leukotriene** sind aliphatische 5,6-Epoxy- (LTA), 5,12-Dihydroxy- (LTB) oder 5-Hydroxy- (LTC, LTD, LTE, am C-6 einen Peptid- oder Cysteinrest tragend) $C_{20}$-Säuren (Abb. 25).

## *11.3. Stoffwechsel*

Vorstufen der Prostanoide sind Dihomo-$\gamma$-linolensäure (20:3 (8,11,14)), Arachidonsäure (20:4 (5,8,11,14)) und 5,8,11,14,17-Eicosapentensäure (20:5 (5,8,11,14,17)), von denen sich die Serien der Prostaglandine $PG_1$, $PG_2$ bzw. $PG_3$ ableiten. Diese Säuren werden aus der Linolsäure nach dem Schema 18:2 $\rightarrow$ 18:3 $\rightarrow$ 20:3 $\rightarrow$ 20:4 und vermutlich aus Linolensäure (zu 20:5) aufgebaut. Die zur Synthese benötigten Fettsäurevorstufen werden aus Glycerophospholipiden durch Phospholipase $A_2$ freigesetzt.

Die Biogenese der Prostaglandine und Thromboxane (Abb. 24) wird durch Bildung einer 11-Hydroperoxyverbindung (bei Arachidonsäure als Ausgangsmaterial: 11-Hydroperoxyeicosatetra-5,7,12,14-ensäure) eingeleitet. Als nächstes Produkt entsteht ein Endoperoxidhydroperoxid (PGG), das zu einem Endoperoxid (PGH) reduziert wird. Der die genannten Reaktionen katalysierende Enzymkomplex wird als Cyclodioxygenase bezeichnet. PGH wird durch Endoperoxid-Isomerasen in PGF, PGE, PGD, durch die Prostacyclinsynthetase in PGI (Prostacycline) oder durch die Thromboxansynthetase in Thromboxane (TXA, TXB) umgewandelt.

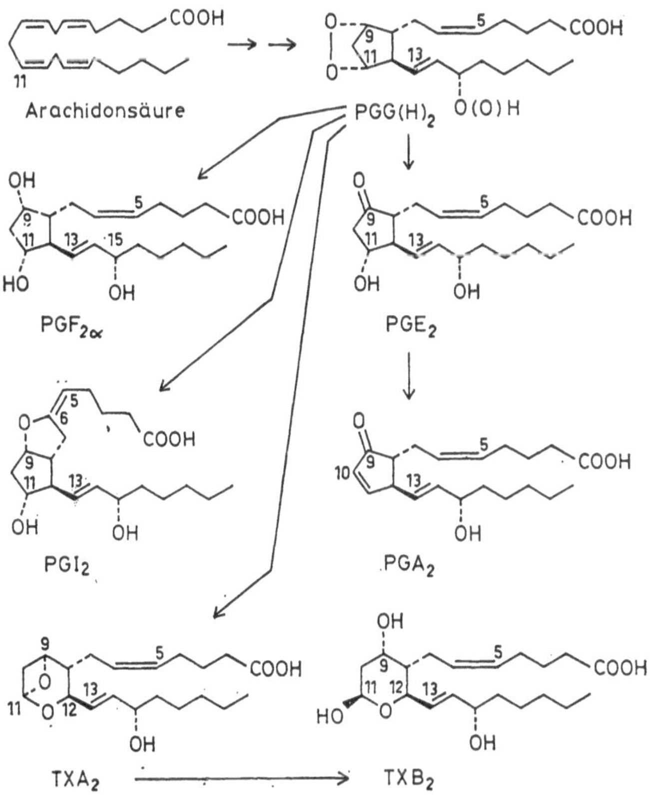


Abb. 24. Biogenese und Struktur der Prostaglandine und Thromboxane der Serie 2

Bei der Biogenese der Leukotriene (Abb. 25) werden zunächst 5-Hydroperoxyverbindungen (z. B. 5-Hydroperoxyeicosatetra-6, 8,11,14-ensäure, 5 HPETE) gebildet, die, katalysiert durch eine Dehydrase, in 5,6-Epoxyverbindungen übergehen (z. B. Leukotrien $A_4$), von denen sich die übrigen Leukotriene ableiten.

Die Inaktivierung der Prostaglandine und Thromboxane erfolgt bevorzugt durch Dehydrierung der Hydroxygruppe am C-15 zur Ketogruppe und durch Hydrierung der Doppelbindung zwischen C-13 und C-14.

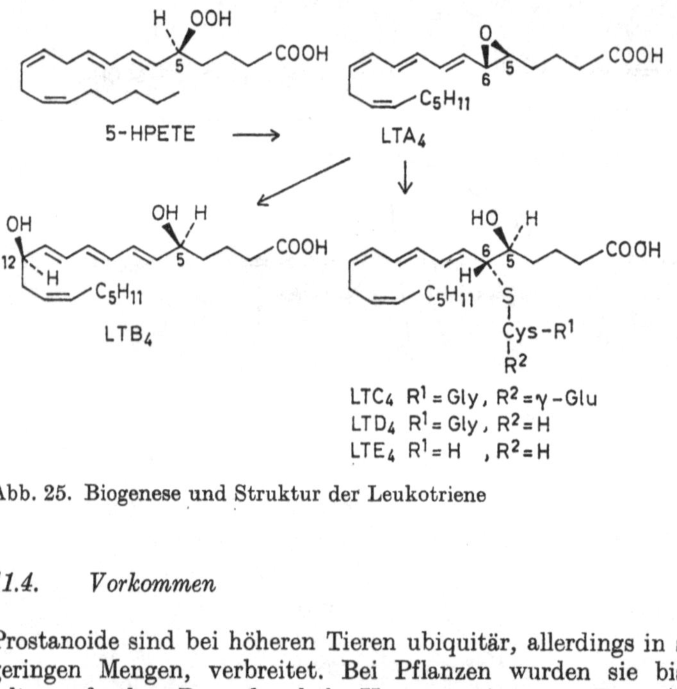


Abb. 25. Biogenese und Struktur der Leukotriene

## 11.4. Vorkommen

Prostanoide sind bei höheren Tieren ubiquitär, allerdings in sehr geringen Mengen, verbreitet. Bei Pflanzen wurden sie bisher selten gefunden. Besonders hohe Konzentrationen an Prostaglandinen enthalten einige Meerestiere, z. B. die Hornkoralle *Plexaura homomalla* (1,5% 15-epi-$PGA_2$ und dessen Acetylester). Auch bei anderen Korallen und der Rotalge *Gracilaria lichenoides* wurden Prostanoide nachgewiesen. Die Gewinnung für therapeutische Zwecke erfolgt durch Synthese, bei der einige Teilschritte von Mikroorganismen oder enzymatisch durchgeführt werden können.

## *11.5. Prostanoide als biogene Arzneistoffe*

Prostanoide lassen sich der Gruppe der Gewebshormone zuordnen. Die Wirkung erfolgt vermutlich über Membranrezeptoren, die mit Nucleotidcyclasen gekoppelt sind. Durch PGE und PGI wird eine Heraufsetzung der intrazellulären cAMP-Konzentration, durch PGG, PGH und $TXA_2$ eine Herabsetzung ausgelöst. PGF beeinflußt die cGMP-Bildung. PGA scheint über einen Angriff an der $Na^{\cdot}/K^{\cdot}$-ATPase wirksam zu sein. Auch eine direkte Einwirkung auf die Architektur der Zellmembran läßt sich nicht ausschließen. Prostanoide nehmen u. a. Einfluß auf die Blutplättchenfunktion, die Mikrozirkulation, die Neurotransmission, die Steroidgenese in den Nebennieren, die Reninausschüttung durch die Nieren, den Tonus der glatten Muskulatur, die Reproduktionsprozesse (oxytocische Wirkung, Luteolyse), die gastrointestinale Sekretion, die Körpertemperatur und Schmerzzustände. Sie sind wesentlich beteiligt an der Entstehung der Hypertension, der Magensafthyposekretion, des Bronchialasthmas, anaphylaktischer Reaktionen und der Arteriosklerose.

Die therapeutische Nutzung der Prostaglandine steht erst am Anfang. Sie wird durch die komplexe Wirkung und die extrem kurzen Halbwertszeiten im Körper stark erschwert. Chemische Analoga, beispielsweise mit 15-Methylgruppe, 16,16-Dimethylgruppe oder mit einer C=C-Bindung zwischen C-13 und C-14, haben verlängerte Wirksamkeit. Da $PGE_2$ und $PGF_{2\alpha}$ in der Lage sind, den schwangeren Uterus zur Kontraktion anzuregen, werden sie oder synthetische Analoga zur Schwangerschaftsunterbrechung, zur Einleitung der Geburt und bei atonischen Nachblutungen angewendet. Die Applikation erfolgt wegen der systematischen Nebenwirkungen intra- oder extraamniotisch ($PGF_{2\alpha}$, $PGE_2$), aber auch intramuskulär (15-Methyl-$PGF_{2\alpha}$), rektal (15-Methyl-$PGF_{2\alpha}$-methylester) oder peroral (16,16-Dimethyl -$PGE_2$). Versuchsweise wurde $PGE_2$ wegen seiner vasokonstriktorischen Wirkung zur Abschwellung der Nasenschleimhaut in Form von Nasentropfen eingesetzt. Inhalationen von $PGE_2$ wirken bronchodilatatorisch und sind als Antasthmatica geeignet. Prostacyclin-Analoga (z. B. 13,14-Dehydro-$PGI_2$-methylester) werden zur Verhinderung der Plättchenaggregation in Blutkonserven und bei der Hämodialyse benutzt. Viele Pharmaka wirken durch Angriff auf die Prostaglandin-Biosynthese. So kommt beispielsweise die analgetische, antipyretische und antiphlogistische Wirkung von Salicylsäure und ähnlichen Verbindungen durch eine Hemmung des Cyclodioxygenase-Komplexes zustande.

Thromboxane wirken als Thrombocytenaggregationsfaktoren und als Blutgefäßkonstriktoren. Sie sind wahrscheinlich an der Hämostase und unter pathologischen Bedingungen an Gefäßspasmen und der Thrombose beteiligt. $TXA_2$ hat darüber hinaus bronchokonstriktorischen Effekt.

Leukotriene ($LTC_4$, $LTD_4$ und $LTE_4$) wirken stark bronchokonstriktorisch und gefäßverengend. Sie sind vermutlich Mediatoren anaphylaktischer Reaktionen der Luftwege. Sie erhöhen die Permeabilität der Kapillargefäße stark. Wahrscheinlich ermöglichen sie dadurch den Leukocyten die Auswanderung aus dem Blut in Entzündungsgebiete. Die Wirksamkeit der Steroidhormone (Unterdrückung der Phospholipase-A-Aktivität und damit Hemmung der Prostaglandinsynthese) auf Entzündungsprozesse könnte so erklärt werden.

Thromboxane und Leukotriene werden bisher nicht therapeutisch eingesetzt.

## 12. Polyine

Polyine (Polyacetylene) sind aliphatische Verbindungen mit mehreren C≡C-Bindungen und ihre durch Cyclisierung entstandenen Umsetzungsprodukte. Die Zahl der C-Atome beträgt 7—18. Sie sind lipophil, bei Zimmertemperatur meistens fest, zum Teil wasserdampfflüchtig und häufig Bestandteile ätherischer Öle. Sie wurden bei Algen, Pilzen (*Basidiomycetes*) und bei Blütenpflanzen (vor allem bei *Asteraceae*, *Apiaceae* und *Araliaceae*) gefunden. Es sind etwa 750 Vertreter bekannt.

Die Biogenese erfolgt bei höheren Pflanzen aus Linolsäure. Die C≡C- gehen aus C=C-Bindungen durch Dehydrierung hervor. Die Carboxylgruppe wird oft eliminiert. Weitere Kettenverkürzungen durch $\beta$- oder $\alpha$-Oxidation sind häufig. Durch Cyclisierung werden Benzenringe, durch Anlagerung von $O_2$ Epoxygruppierungen, durch intramolekulare Reaktion einer OH-Gruppe mit einer C≡C-Gruppierung Furan- bzw. Pyranringe und mit einer SH-Gruppe (entstanden durch Addition von $H_2S$) Thiophenringe gebildet. Carboxyl- und Hydroxylgruppen können mit kurzkettigen Alkoholen bzw. Säuren verestert sein (Abb. 26).

$CH_3{-}CH{=}CH{-}(C{\equiv}C)_2{-}CH{=}CH{-}COOCH_3$
Matricariaester

$CH_3{-}CH{=}CH{-}(C{\equiv}C)_4{-}CH{=}CH_2$
Trideca-1,11-dien-3,5,7,9-tetrain

all-trans
$CH_3{-}(CH_2)_2{-}CHOH{-}(CH{=}CH)_3{-}(C{\equiv}C)_2{-}(CH_2)_2{-}CH_2OH$
Cicutoxin

$CH_3{-}CH{=}CH{-}(C{\equiv}C)_3{-}CH{=}CH{-}CHOH{-}CH_2OH$
Safynol

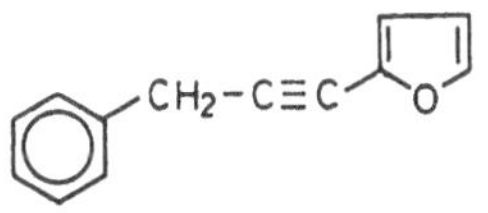
Carlinaoxid

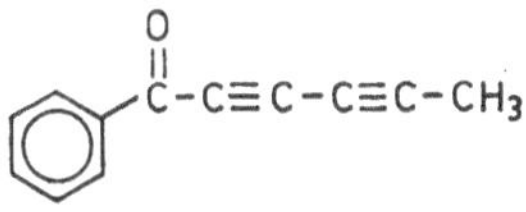
Capillin

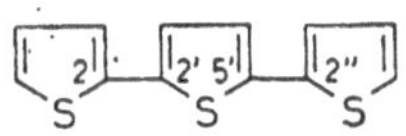
2,2':5',2''-Terthiophen

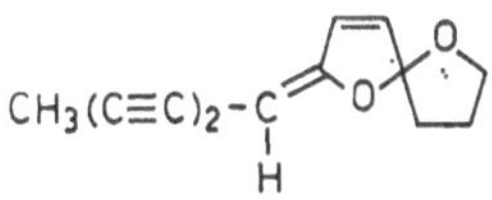
En-Jn-Dicycloether (E-Form)

Abb. 26. Polyine

Die pharmakologische Wirkung ist wegen der Labilität der Stoffe nur wenig untersucht. Einige Polyine sind stark toxisch. Dazu gehören Cicutoxin aus *Cicuta virosa* L., Giftiger Wasserschierling, Oenanthotoxin aus *Oenanthe crocata* L., Safran-Rebendolde, und möglicherweise Polyine aus *Aethusa cynapium* L., Hundspetersilie (alle *Apiaceae/Apiales*). Von einer Reihe weiterer Polyine ist antibiotische Wirksamkeit bekannt, z. B. von Carlinaoxid aus den Wurzeln von *Carlina acaulis* L., Große Eberwurz, von Capillin aus den Wurzeln von *Artemisia*-Arten, von Safynol, einem Phytoalexin aus *Carthamus tinctorius* L., Färberdistel, und von Polyinen aus *Echinacea*-Arten (alle *Asteraceae/Asterales*). Nematicid wirksame Substanzen wurden aus Asteraceen der Gattung *Tagetes* isoliert (z. B. Terthiophen). Antiphlogistische Wirksamkeit wird für die En-In-Dicycloether aus *Chamomilla recutita* (L.) Rauschert postuliert. Es ist denkbar, daß Polyine auch an der Wirkung einer Reihe anderer Drogen beteiligt sind. Ihre Struktur läßt einen Angriff an der Zellmembran vermuten.

## 13. Alkamide

Alkamide sind aus ungesättigten Fettsäuren und Aminen unterschiedlicher Struktur aufgebaute Amide. Die Fettsäuren haben 10—18 C-Atome und mehrere C=C- oder C=C- und C≡C-Bindungen (Abb. 27). Vertreter mit olefinischen Säureresten kommen bei *Piperaceae*, *Aristolochiaceae* und *Rutaceae* vor, solche mit olefinischen und acetylenischen Resten werden bei *Asteraceae* gefunden. Ihre biogenetische Verwandtschaft mit den Polyinen scheint offensichtlich. Sie sind pharmakologisch durch den scharfen

$$CH_3{-}(CH_2)_4{-}(\underset{E\,E}{CH{=}CH})_2{-}CO{-}NH{-}CH_2{-}C(CH_3)_2H$$

Decadiensäure-isobutylamid

$$H(C{\equiv}C)_2{-}CH_2{-}\underset{Z}{CH{=}CH}{-}(CH_2)_5{-}\underset{E}{CH{=}CH}{-}CO{-}NH{-}CH_2{-}C(CH_3)_2OH$$

Pentadecadiendiinsäure-hydroxyisobutylamid

Abb. 27. Alkamide

Geschmack, einen lokalanästhetischen Effekt auf die Schleimhaut und die Förderung der Salivation charakterisiert. Besonders ausgeprägt ist die insecticide und molluscicide Wirksamkeit. Alkamide aus *Achillea*-Arten verursachen in-vitro eine Hemmung der RNA-Biosynthese von Tumorzellen. Sie sind beispielsweise auch die Wirkstoffe der Zahnwurz, Radix Pyrethri, von *Anacyclus pyrethrum* (L.) LINK, Römischer Bertram (*Asteraceae/Asterales*, Heimat Mittelmeergebiet, Hauptwirkstoff Decadiensäure-isobutylamid), die als Mittel zur Behandlung rheumatischer Zahnleiden, als Tonicum bei Verdauungsschwäche und als Insecticid eingesetzt wird. Auch in *Echinacea*-Arten (s. 24.5.2.) kommen sie vor (z. B. Pentadecadiendiinsäure-hydroxyisobutylamid).

## 14. Terpene

### *14.1. Chemie und Terminologie*

Terpene sind Naturstoffe, deren Kohlenstoffgrundgerüst aus Einheiten mit dem Kohlenstoffskelett des Isoprens aufgebaut ist (Abb. 28). Durch Molekülumlagerungen (Methylgruppenwanderung, Ringöffnung, Ringerweiterung und Ringverengung) sind bei vielen polycyclischen Terpenen die Isoprenbausteine nicht mehr oder nur noch teilweise erkennbar.

Je nach der Zahl der am Aufbau beteiligten Isoprenreste teilt man ein in:

- Hemiterpene (1 Isoprenrest = 5 C-Atome),
- Monoterpene (2 Isoprenreste = 10 C-Atome),
- Sesquiterpene (3 Isoprenreste = 15 C-Atome),
- Diterpene (4 Isoprenreste = 20 C-Atome),
- Sesterterpene (5 Isoprenreste = 25 C-Atome),
- Triterpene (6 Isoprenreste = 30 C-Atome),
- Tetraterpene (8 Isoprenreste = 40 C-Atome),
- Polyterpene (mehr als 8 Isoprenreste).

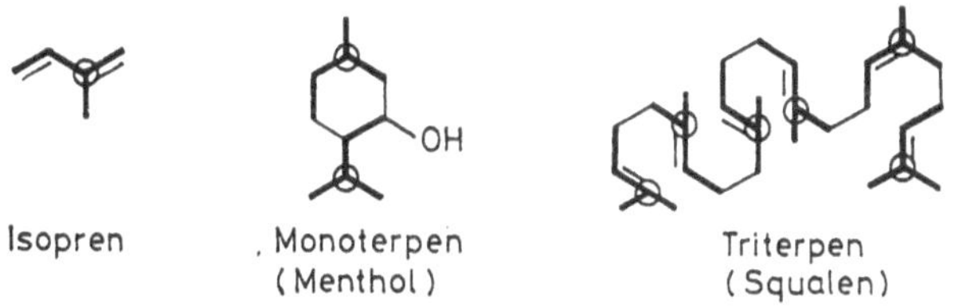


Abb. 28. Bauprinzip der Terpene

Bisher sind etwa 5000 Terpene bekannt. Sie bilden zusammen mit den etwa 1000 bekannten Steroiden (s. 15.), die durch sekundäre Veränderungen aus Triterpenen hervorgegangen sind und deren Aufbau aus Isoprenresten nur noch teilweise oder nicht mehr erkennbar ist, die große Gruppe der Isoprenoide.

Von den Terpenen kommt insbesondere den Mono-, Sesqui-, Di- und Triterpenen, darüber hinaus einigen Tetraterpenen therapeutische Bedeutung zu. Polyterpene dienen als pharmazeutische Hilfsstoffe. Hemiterpene werden selten frei, in Form von Prenylresten als Bausteine von Stoffen gemischter Biogenese dagegen häufig gefunden. Aus der geringen Zahl der bekannten Sesterterpene hat bisher keines Eingang in die Therapie gefunden.

## *14.2. Stoffwechsel*

Ausgangsprodukt der Biogenese der Terpene ist das Acetyl-Coenzym A. Aus 2 Molekülen Acetyl-CoA wird zunächst Acetacetyl-CoA gebildet (Abb. 29). Letzteres tritt mit einem weiteren Molekül Acetyl-CoA zu $\beta$-Hydroxy-$\beta$-methylglutaryl-CoA zusammen.

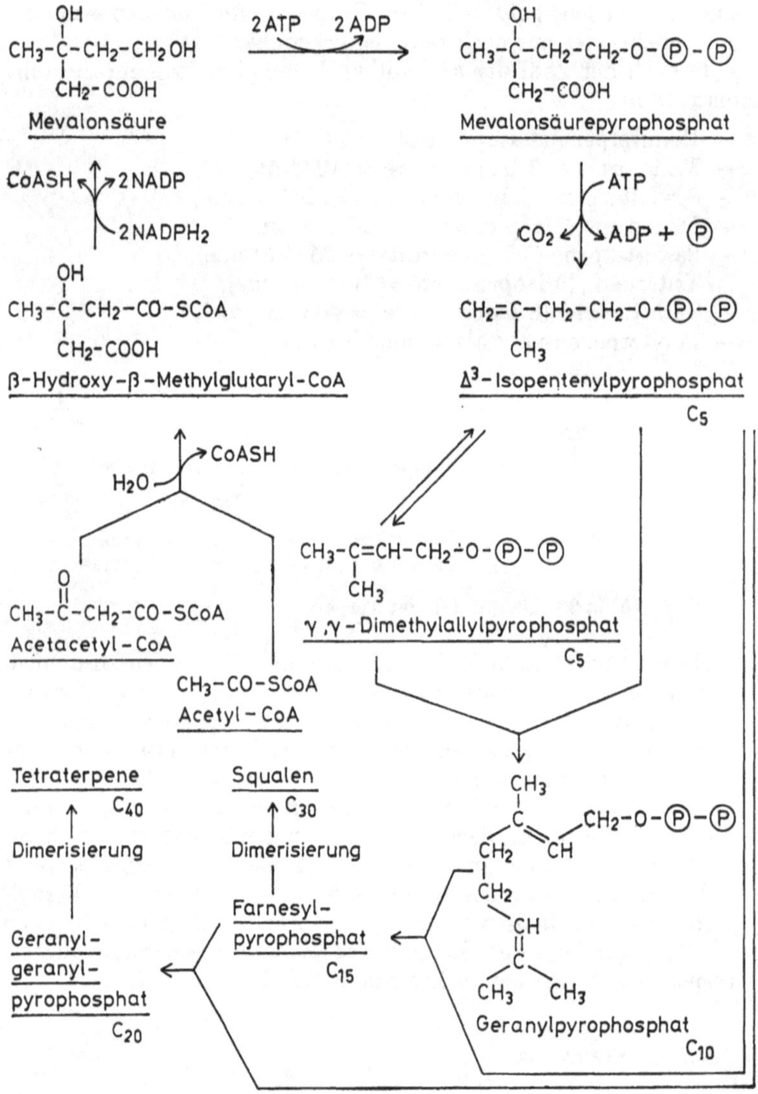


Abb. 29. Biogenese der Terpene

Diese Verbindung, die auch als Zwischenprodukt beim Abbau der Aminosäure Leucin entstehen kann, wird nach Abspaltung des CoA-Restes zu Mevalonsäure hydriert. Letztere wird nun mit Hilfe von 2 Molekülen ATP in Mevalonsäurepyrophosphat überführt, das mit einem weiteren Molekül ATP als Energielieferant unter Wasserabspaltung und Decarboxylierung in $\Delta^3$-Isopentenylpyrophosphat übergeht.

$\Delta^3$-Isopentenylpyrophosphat stellt das „aktivierte Isopren" dar und ist der $C_5$-Baustein der Terpene. Katalysiert durch eine Isomerase steht es mit $\gamma,\gamma$-Dimethylallylpyrophosphat im Gleichgewicht, das als Starter der Terpenbiogenese fungiert. Beide Verbindungen können sich durch eine Additionsreaktion unter Verlust eines Pyrophosphatmoleküls zu Geranylpyrophosphat, das durch eine Isomerase in das cis-Isomere Nerylpyrophosphat umgewandelt werden kann, vereinigen. Dieses Isomerenpaar ist die Muttersubstanz der Monoterpene. Aus Geranylpyrophosphat kann nach Allylumlagerung durch Addition eines weiteren Moleküls $\Delta^3$-Isopentenylpyrophosphat das Sesquiterpenderivat Farnesylpyrophosphat entstehen. Aus letzterem kann im nächsten Schritt das Geranyl-geranylpyrophosphat, ein Diterpenabkömmling, gebildet werden. 2 Moleküle Farnesylpyrophosphat vermögen jedoch auch, unter Anlagerung von 2 H-Atomen, zu einem Triterpen, dem Squalen, zu dimerisieren. Im Gegensatz zu den bisher beschriebenen Verknüpfungen, die durch Kopf-Schwanz-Kondensation erfolgen, tritt hier eine Kopf-Kopf-Verknüpfung (1,1'-Dimerisierung) ein. Als Kopf soll das unverzweigte Ende des Moleküls, als Schwanz eines der beiden C-Atome des entgegengesetzten Endes bezeichnet werden. In gleicher Weise, allerdings ohne Wasserstoffanlagerung, können 2 Moleküle Geranyl-geranylpyrophosphat zu einem Tetraterpen, dem Phytoen, vereinigt werden.

## 14.3. *Monoterpene als biogene Arzneistoffe*

### 14.3.1. *Aliphatische und cyclohexanoide Monoterpene*

Monoterpene entstehen bevorzugt durch Kopf-Schwanz-Kondensation von 2 Einheiten „aktivierten Isoprens". Aber auch andere Verknüpfungsmöglichkeiten scheinen vom lebenden Organismus genutzt zu werden (s. z. B. Chrysanthemumsäure, Abb. 31). Durch Knüpfung zusätzlicher C—C-Bindungen wird das gebildete

Kohlenstoffgerüst weiter verändert (Abb. 30). Durch Hydrierungs- oder Dehydrierungsreaktionen, durch Einführung oder Abspaltung von Sauerstoffatomen werden die primär gebildeten Produkte abgewandelt. Das Vorkommen stereoisomerer oder cis-trans-isomerer Formen vergrößert die Mannigfaltigkeit der Monoterpene.

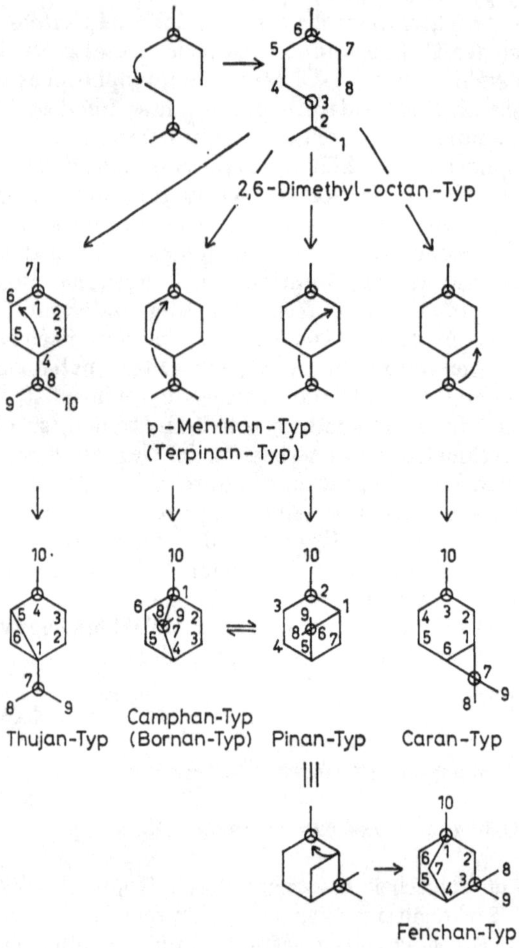


Abb. 30. Grundkörper von Monoterpenen und ihre biogenetischen Beziehungen

Die flüchtigen aliphatischen Monoterpene vom 2,6-Dimethyloctan-Typ und die cyclohexanoiden Monoterpene vom Menthan-, Thujan-, Camphan-, Pinan- und Caran-Typ (Abbn. 127, 128, 129) sind Hauptkomponenten vieler ätherischer Öle. Von den nichtflüchtigen Monoterpensäuren haben Cantharidin, das biogenetisch aus dem Farnesol, einem Sesquiterpen hervorgeht, sowie Chrysanthemumsäure und Pyrethrinsäure als Bausteine der Pyrethroide Bedeutung.

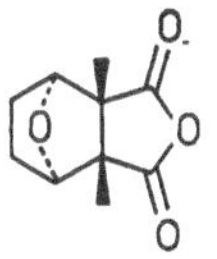

Cantharidin

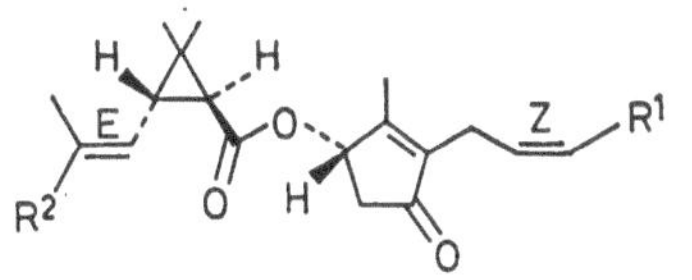

Cinerin I bzw. II $R^1 = -CH_3$
Pyrethrin I bzw. II $R^1 = -CH=CH_2$
Jasmolin I bzw. II $R^1 = -CH_2-CH_3$
Chrysanthemumsäurederivate $R^2 = -CH_3$ bzw.
Pyrethrumsäurederivate $R^2 = -COO-CH_3$

Abb. 31. Cantharidin und Pyrethroide

Cantharidin (Abb. 31) ist bei Vertretern der Familie der *Meloidae*, Blasenkäfer, weit verbreitet. Es ist in der Hämolymphe der Tiere enthalten, die bei einem Angriff teilweise ausgepreßt werden kann. Unter der Bezeichnung **Cantharides** offizinell sind getrocknete Tiere von *Lytta vesicatoria* L. (Helv. VI, ÖAB 9), in Südeuropa vorkommend, oder von *Mylabris cichorii* FABR. (AB-DDR), in Südostasien beheimatet. Der Gehalt der Drogen an Cantharidin beträgt 0,5—1,0 bzw. 0,7—1,3%. Es wirkt stark haut- und schleimhautreizend. Peroral gegeben sind 0,5 mg/kg tödlich. Extrakte aus der Droge oder reines **Cantharidin** werden äußerlich, meistens in der Form von Pflastern, zur Hautreiztherapie angewendet.

**Pyrethroide** sind die Wirkstoffe von Flores Pyrethri (Pyrethri flos), Insektenblüten, den getrockneten Blütenkörbchen der

Asteracee *Chrysanthemum cinerariifolium* (TREV.) HEYW., Dalmatinische Insektenblüten, Heimat Jugoslawien, Albanien sowie *Ch. coccineum* WILLD. und *Ch. marschallii* ASCHERS., beide im Kaukasusgebiet beheimatet, bei uns als Zierpflanzen kultiviert. Anbaugebiete sind u. a. Kenia, die Kongorepubliken und Ekuador. Die Droge enthält 1,2–1,8% Pyrethroide. Gehandelt werden meistens mit Kerosin erhaltene Extrakte. Die Pyrethroide sind Ester der (+)-trans-Chrysanthemumsäure bzw. der (+)-trans-Pyrethrinsäure mit (+)-Pyrethrolon (Pyrethrin I und II), (+)-Cinerolon (Cinerin I und II) oder (+)-Jasmolon (Jasmolin I und II, Abb. 31). Alle Verbindungen sind für Warmblüter ungiftige, allerdings relativ instabile, heute viel benutzte Kontaktinsecticide. Der Zusatz von Synergisten, z. B. Sesamin (s. 17.3.4.) erhöht die Wirksamkeit. Auch als Anthelminthicum und Antiscabiesmittel kann die Droge verwendet werden.

### *14.3.2. Iridoide (Cyclopentanoide Monoterpene)*

Iridoide sind Monoterpene mit einem cis-verknüpften, partiell hydrierten Cyclopenta[c]pyran-Grundkörper (Iriden, gesättigt Iridan = cis-3-Oxabicyclo[4.3.0]nonan) und die davon abgeleiteten 8-Methyl-, 4,8-Dimethyl- und 7,8-seco-Derivate (Abb. 32).

Der Struktur des Grundkörpers nach kann man einteilen in:

- 8-C-Iridoide,
- 9-C-Iridoide,
- 10-C-Iridoide,
- Seco-Iridoide.

Iridoide sind im Pflanzenreich, und zwar in der Klasse der *Dicotyledoneae*, verbreitet. Gehäuft treten sie bei den *Loganiaceae*, *Rubiaceae*, *Apocynaceae*, *Gentianaceae*, *Menyanthaceae*, *Scrophulariaceae*, *Plantaginaceae*, *Verbenaceae* und *Lamiaceae* auf. Sie kommen besonders in Form von Glucosiden (z. B. 1- bzw. 11-Monoglucoside) oder Estern (z. B. 1-O-Acyl-, 11-O-Acyl- oder 4-Alkoxycarbonyl-Verbindungen) vor. Auch von einigen Insekten werden sie gebildet. Sie sind Bausteine zahlreicher Alkaloide (z. B. von Monoterpenalkaloiden, einigen Isochinolin- und Indolalkaloiden).

Iridoide gehen bei Säurebehandlung zum Teil in blaue oder schwarze Verbindungen unbekannter Struktur über.

Ihre Biogenese erfolgt ausgehend von einem aliphatischen Monoterpen (Geranylpyrophosphat) über das Iridodial (im Abwehrsekret von Ameisen der Gattung *Iridomyrmex* vorkommend, namensgebende Verbindung der Gruppe), das mit seinem cyclischen Enolhalbacetal im Gleichgewicht steht. Durch Blockade der bei der Cyclisierung entstandenen Hydroxylgruppe, meistens durch Glucosidierung, wird der Pyranring stabilisiert, durch Aufspaltung des Cyclopentanringes zwischen den Kohlenstoffatomen 7 und 8 werden Secoiridoide gebildet. Für die am C-11 oxygenierten Vertreter wird Iridotrial als Vorstufe angenommen.

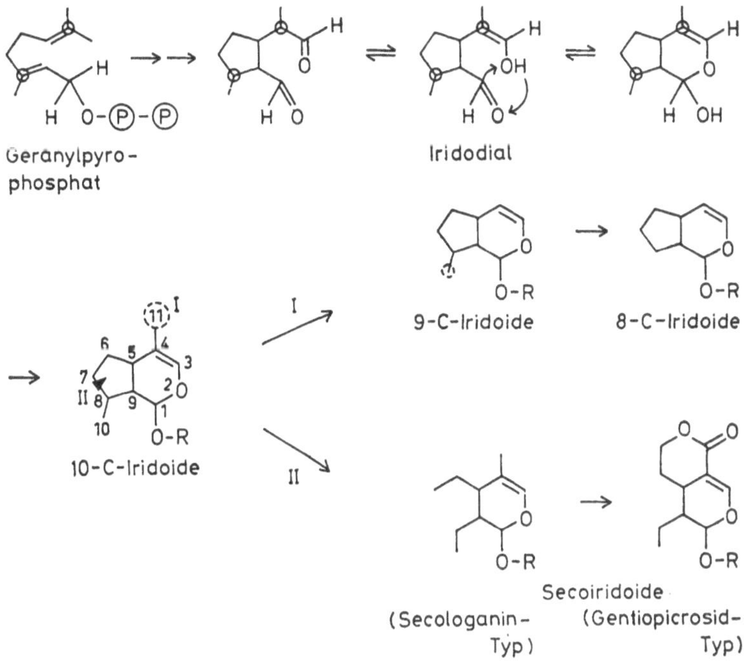


Abb. 32. Grundkörper der Iridoide und ihre Biogenese

Die 8-C-Iridoide sind ohne pharmazeutisches Interesse. Drogen mit 9-C-Iridoiden als Wirkstoffen sind das Spitzwegerichkraut und die Teufelskrallenwurzel.

**Herba Plantaginis lanceolatae** (Plantaginis lanceolatae herba), Spitzwegerichkraut, stammt von *Plantago lanceolata* L. (*Plantaginaceae/Scrophulariales*), dem in Europa und Westasien weit verbreiteten Spitzwegerich. Hauptwirkstoff ist das Aucubin

(0,3—2,5%, Abb. 33). Vermutlich sind die in der Droge enthaltenen Schleimstoffe (Hauptfraktion mit Rückgrat pektinähnlicher Struktur s. S. 89) an der Wirkung beteiligt. Aucubin wird durch β-Glykosidasen (pflanzeneigene in Kaltwasserextrakten aus Drogen, bakterielle im Darm) in das sehr instabile, antibiotisch wirksame Aucubigenin und Glucose gespalten. Die Droge kann bei Erkrankungen der Verdauungsorgane (Aucubigenin, Schleimstoffe, Gerbstoffe) und der Atmungsorgane (Schleimstoffe) eingesetzt werden. In der Volksmedizin dient frischer Spitzwegerichsaft oder eine Salbe aus dem Blattpulver zur Wundbehandlung.

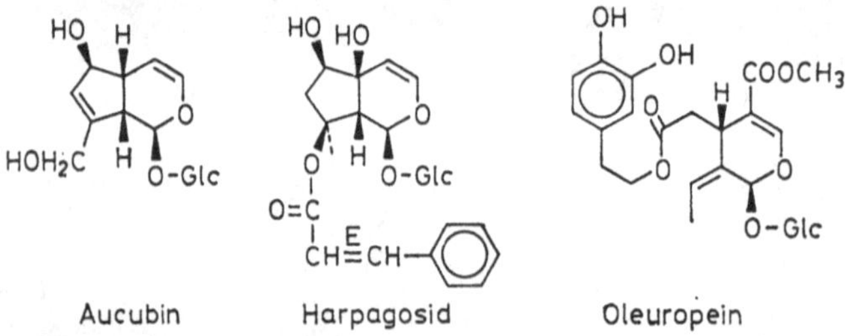


Abb. 33. Iridoide

**Radix Harpagophyti** (Harpagophyti radix), Teufelskrallenwurzel, Speicherwurzeln von *Harpagophytum procumbens* DC. und *H. zeyheri* DECNE. (*Pedaliaceae*/*Scrophulariales*), Heimat Südafrika, enthält als Hauptinhaltstoff das stark bittere Harpagosid (ca. 1,5%) und 5 weitere Iridoidglucoside. Die Droge wird als Stomachicum und Antarthriticum verwendet.

Von den 10-C-Iridoiden besitzen die **Valepotriate** besondere Bedeutung. Sie sind in *Valerianaceae* (*Dipsacales*), in besonders hoher Konzentration in *Valeriana*-Arten und in *Centranthus ruber* DC., Rote Spornblume, enthalten. Es handelt sich bei diesen Stoffen um 8,10-Epoxy-iridoid-triester (**Valeriana-epoxy-triacylate**) mit Doppelbindungen zwischen C-3 und C-4 (Monoen-Valepotriate) oder zwischen C-3 und C-4 sowie zwischen C-5 und C-6 (Dien-Valepotriate). Durch Addition einer Säure an die Epoxygruppe werden Valepotriat-Hydrine gebildet (Tetraester, Artefakte?). Es sind bisher 18 in Pflanzen vorkommende Vertreter dieser Gruppe bekannt. Als Säurekomponenten wurden nachgewiesen: Essigsäure, Isovaleriansäure, β-Methylvaleriansäure, α-Isovaleroxyisovaleriansäure, α-Acetoxyisovaleriansäure, β-Acetoxyisovaleriansäure, β-Acetoxy-β-methylvaleriansäure und β-Hydroxyisovaleriansäure. Besonders hervorgehoben werden sollen die Monoen-Valepotriate Didrovaltrat und Isovaleroxyhydroxydidrovaltrat (IVHD-Valtrat) und die Dien-Valepotriate Valtrat und Acevaltrat (Abb. 34). Die Valepotriate sind relativ instabil. Als Hauptabbauprodukte entstehen Baldrinal und Homo-

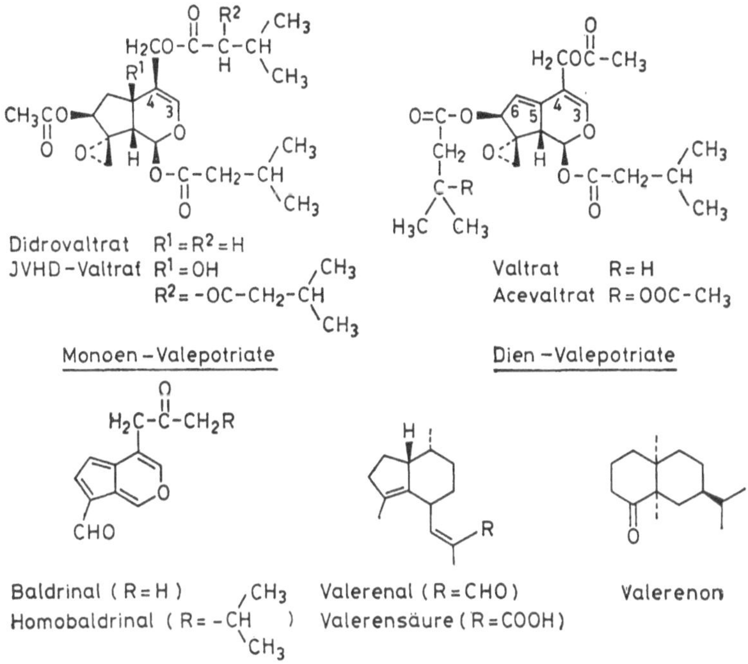


Abb. 34. Baldrianwirkstoffe

baldrinal. In gelagerten Baldriantinkturen fehlen daher Valepotriate. Im Tierversuch zeigen die Verbindungen bei Dosierungen von 0,5 mg/kg einen mehrere Stunden andauernden sedativen Effekt. Höhere Konzentrationen sind weniger gut wirksam. Auch das Zersetzungsprodukt Homobaldrinal besitzt gute sedative Aktivität. Auf Grund des Vorhandenseins einer Epoxygruppe wirken Valepotriate alkylierend. Sie besitzen Antitumoraktivität, führen aber nach Aktivierung bei Bakterienkulturen auch zu einer Erhöhung der Mutationsrate. Die isolierten Valepotriate werden als Einschlafmittel und Antidepressiva eingesetzt. Sie werden vor allem aus *Valeriana wallichii* DC., Indischer Baldrian, isoliert.

**Radix Valerianae** (Valerianae radix) stammt von *Valeriana officinalis* L., dem Echten Baldrian, einer mehrjährigen, bis 1,7 m hoch werdenden, krautigen Pflanze, die in Europa und Nordamerika an feuchten Standorten verbreitet ist. Die Droge kommt vorwiegend aus dem Anbau. *V. officinalis*, ist eine Sammelart, die in eine Reihe diploider, tetraploider und octoploider Kleinarten zerfällt.

Die Droge enthält 0,5—2,0% Valepotriate (Hauptkomponenten Valtrat und IVHD-Valtrat) und 0,2—2,0% ätherisches Öl. Letzteres ist in den Zellen der Hypodermis lokalisiert und setzt sich aus einer Vielzahl von Bestandteilen zusammen. Geruchsträger sind (—)Borneylisovalerianat und Isovaleriansäure, die beim Trocknen der Droge freigesetzt werden. Hervorzuhebende Komponenten des ätherischen Öls sind weiterhin die Sesquiterpene Valerenon, Valerenal und Valerensäure. Sie besitzen antikonvulsive, hypotensive und zentral sedierende Eigenschaften. Bemerkenswert ist auch das Vorkommen geringer Mengen monoterpenoider Pyridin-Alkaloide (u. a. Actinidin, Valerianin). Sie sind wahrscheinlich für die erregende Wirkung des Baldrians für Katzen verantwortlich.

Die Droge wird als Sedativum und Einschlafmittel verwendet. Da sie meistens in Form von Tinktur oder Tee benutzt wird, die beide frei von Valepotriaten sind, dürfte deren Abbauprodukten und dem ätherischen Öl die Wirkung zukommen.

Durch Öffnung des Cyclopentanringes zwischen den Kohlenstoffatomen 7 und 8 entstehen die Seco-Iridoide. Sie können sekundär, z. B. durch Ausbildung eines Lactonringes zwischen einer Hydroxylgruppe am C-7 und einer Carboxylgruppe am C-4 (z. B. Gentiopicrosid, Swertiamarin, Foliamethin, Swerosid, Amarogentin) oder durch esterartige Verknüpfung mit anderen Verbindungen, z. B. 3,4-Dihydroxyphenylethanol (im Oleuropein), verändert sein.

Die Seco-Iridoide vom Typ des Gentiopicrosids sind die wirksamen Bestandteile der Bitterstoffdrogen der *Gentianaceae* (s. 23). Das ebenfalls bittere Oleuropein kommt in allen Teilen des Ölbaumes, *Olea europaea* L. (s. S. 122), vor, besonders reichlich in den Blättern und unreifen Früchten. Es wirkt spasmolytisch und gefäßdilatierend, damit also hypotensiv. Extrakte aus Olivenblättern, **Folia Oleae**, werden deshalb bei Hypertonie eingesetzt.

## 14.4. Sesquiterpene als biogene Arzneistoffe

Sesquiterpene bilden mit über 1200 bisher bekannten Vertretern die umfangreichste Gruppe der Terpene. Ihre Muttersubstanz ist das Farnesylpyrophosphat, das zu Stoffen mit mono-, bi-, tri- oder tetracyclischen Grundgerüst umgewandelt werden kann. Bisher sind über 100 Grundkörper dieser Gruppe bekannt. Besonders häufig kommen in der Natur monocyclische Vertreter vom Typ des Bisabolans und Germacrans sowie bicyclische vom

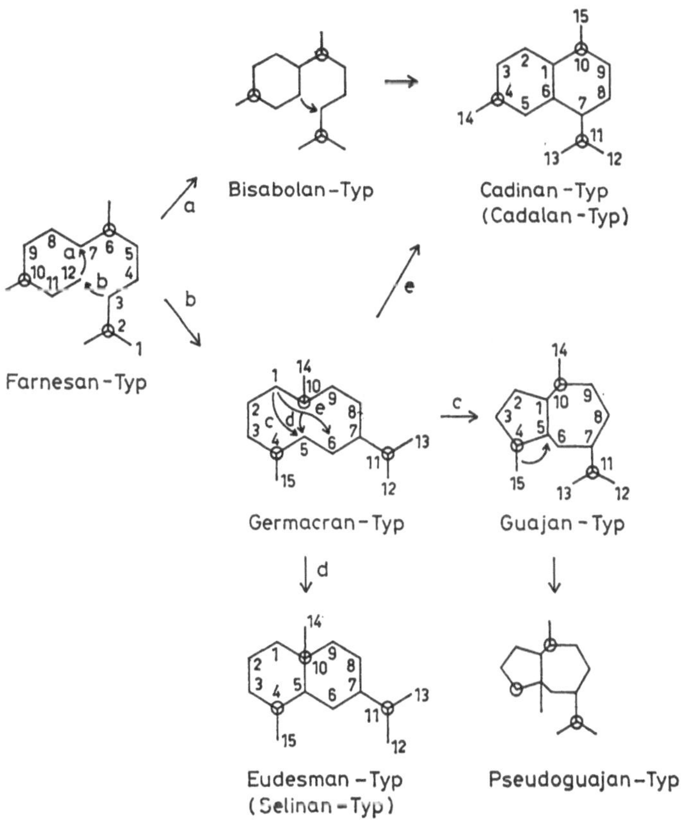


Abb. 35. Grundkörper der Sesquiterpene und ihre biogenetischen Beziehungen

Typ des Cadinans, Eudesmans (= Selinan), Guajans und Pseudoguajans vor (Abb. 35).

Sehr viele Sesquiterpene haben starke physiologische Wirkungen und besitzen als Wirkstoffe von Drogen und als Giftstoffe Bedeutung. Flüchtige Vertreter sind Bestandteile vieler ätherischer Öle (s. 130). Andere verdienen als Mykotoxine (Trichothecene), Scharf- und Giftstoffe höherer Pilze (z. B. Velleral), Wehrgifte von Termiten, Toxine und Meeresschwämmen, Phytohormone (z. B. (+)-Abscisinsäure), Insektenhormone (z. B. Juvabion) und Phytoalexine (z. B. Rishitin) unser Interesse.

Hervorzuheben sind die Sesquiterpenlactone, von denen über 600 Vertreter bekannt sind. Sie treten bei fast allen *Asteraceae* (mit Ausnahme der Tribus *Tagetes*) auf, kommen aber auch sporadisch bei anderen Pflanzenfamilien vor. Hohe biologische Aktivität haben die Vertreter mit am Lactonring gebundener exocyclischer Methylengruppe und/oder $\alpha,\beta$-unsubstituierter Cyclopentenongruppierung. Sie sind zur Alkylierung, insbesondere von SH-Gruppen, in der Lage. Dadurch wirken sie cytotoxisch (Antitumoraktivität), antimikrobiell, antiphlogistisch, allergisierend (Bildung kompletter Antigene) und teilweise aber wahrscheinlich auch mutagen und carcinogen. Alle Sesquiterpenlactone besitzen einen bitteren Geschmack. Von therapeutischer Bedeutung sind sie als Bitterstoffe der *Asteraceae* (s. 23.) und Wirkstoffe der *Arnica*-Arten. Nur noch selten werden **Santonin**, ein anthelmintisch wirksames Eudesmanolid aus *Artemisia cina* O. C. BERG et C. F. SCHMIDT, Zitwer, oder *A. maritima* L., Strand-Beifuß (Asteraceae), und **Pikrotoxin**, ein Sesquiterpenlactongemisch aus den Kokkelskörnern, den Samen von *Anamirta cocculus* (L.) WIGHT et ARN. (*Menispermaceae*/*Ranunculales*), das analeptisch wirksam ist, verwendet.

**Flores Arnicae** (Arnicae flos), Arnikablüten, sind die Blütenkörbchen von *Arnica montana* L., Bergwohlverleih (*Asteraceae*/*Asterales*), einer in Mitteleuropa auf kalkarmen Bergwiesen vorkommenden, bis 50 cm hohen Staude. Hauptsammelländer sind Spanien, Italien, die Schweiz, die CSSR und Jugoslawien. Vom AB-DDR ist auch *A. chamissonis* LESS., Wiesenarnika, Heimat Nordamerika, die relativ leicht angebaut werden kann, als Stammpflanze zugelassen. Neben wenig ätherischem Öl (0,1–0,3%) enthält die Droge als Hauptwirkstoffe etwa 0,4% Pseudoguajanolide vom Helenanolid-Typ (7,8-anellierter Lactonring am Pseudoguajangrundkörper, Methylgruppe am C-10 $\alpha$-ständig), insbesondere Helenalin, 11,13-Dihydroxyhelenalin und deren Ester mit

Essigsäure, Isobuttersäure, Methacrylsäure, Tiglinsäure, 2-Methylbuttersäure und Isovaleriansäure (Abb. 36). Wirkstoffe von *A. chamissonis* ssp. *genuina* MAGUIRE sind u. a. Chamissonolid und 6-Desoxychamissonolid, von *A. chamissonis* ssp. *foliosa* (NUTT.) MAGUIRE Arnifolin, 4-O-Acetyl-6-desoxychamissonolid und 11,13-Dihydrohelenanolinpropionat. Die Sesquiterpenlactone besitzen antimikrobielle, antiphlogistische, antirheumatische, antiarthritische und atemanaleptische Wirkung. Die Anwendung erfolgt vorwiegend äußerlich, in Form der verdünnten Tinktur, zur Wundbehandlung sowie als Mittel zur Förderung der Resorption von Blutergüssen bei Quetschungen und Hämatomen. Innerlich wird Arnika mit ähnlicher Indikation, aber auch als Analepti-

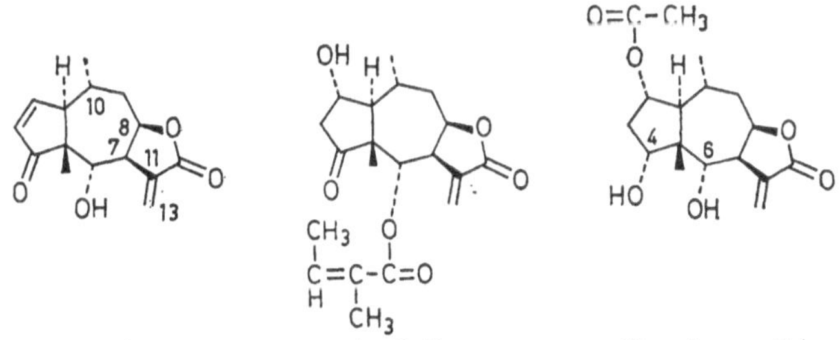

Helenalin Arnifolin Chamissonolid

Abb. 36. Arnika-Wirkstoffe

kum, angewendet. In hohen Dosen ist die Droge toxisch. Schwere Vergiftungsfälle sind nach mißbräuchlicher Anwendung als Abortivum (ca. 70 ml Tinktur) bekannt geworden. Allergische Erscheinungen, auch bei äußerlicher Anwendung, sind nicht selten.

Eine Droge mit sehr ähnlicher Indikation, deren Wirkstoffe jedoch noch unbekannt sind, sind Ringelblumenblüten, **Flores Calendulae**, von *Calendula officinalis* L. (*Asteraceae/Asterales*, Heimat Mittelmeergebiet). Inhaltsstoffe sind u. a. ätherisches Öl (0,1–0,4%), Flavonoide (0,3–0,8%), Saponine (H. I. etwa 1 : 5000), Carotinoide, Gerbstoffe und Pyrethroide (oder ähnliche Verbindungen).

## 14.5. *Diterpene als biogene Arzneistoffe*

Muttersubstanz der Diterpene ist das Geranylgeranylpyrophosphat. Jedoch besitzen die davon abgeleiteten cyclischen Vertreter nur zum Teil (z. B. Labdan- und Primaranderivate) das gleiche Methylierungsmuster. Bei den irregulär gebauten Typen haben Methylgruppenwanderungen (z. B. bei den Vertretern des Abietan-Typs) bzw. Ringschlüsse oder Verlagerungen von Ringbrücken (z. B. beim Kauran- und Gibban-Typ) stattgefunden.

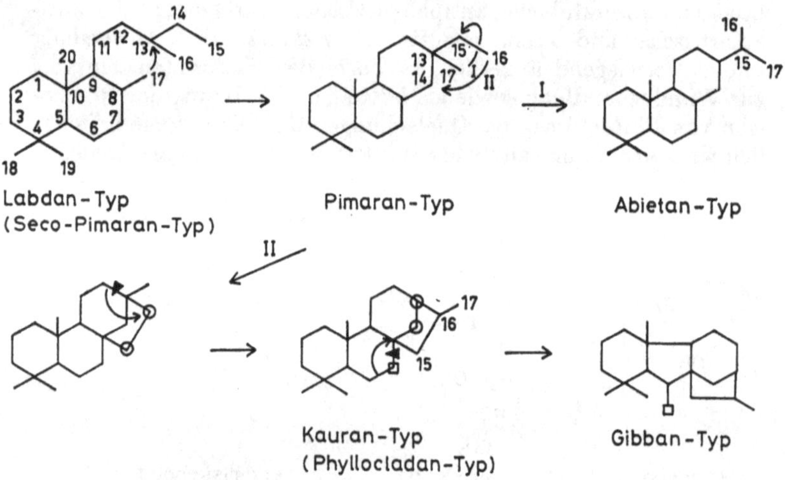


Abb. 37. Grundkörper der Diterpene und ihre biogenetischen Beziehungen

Auch unter den Diterpenen findet sich eine Vielzahl physiologisch sehr aktiver Vertreter. Darunter sind Phytohormone (z. B. Gibberelline, Abb. 38), Antibiotika aus Meeresalgen (z. B. Lau-

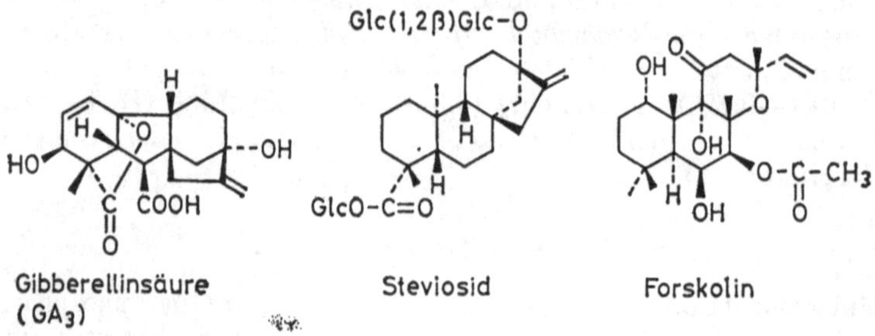


Abb. 38. Diterpene

rencianol), Toxine höherer Pflanzen (z. B. einiger *Ericaceae*, der *Euphorbiaceae* und *Thymeliaceae*, der *Taxaceae*) und Giftstoffe einiger Tiere (Schwämme, Hornkorallen, Termiten).

Von pharmazeutischem Interesse sind die Diterpenlactone als Bitterstoffe der *Lamiaceae* (s. 23.) und die Harzsäuren mit Diterpengrundkörpern (s. 25.1.). Erwähnenswert sind auch die stark süß schmeckenden Diterpenglykoside aus *Stevia rebaudiana* (Bertoni) Hemsl., einer strauchartigen Asteracee, die in Paraguay heimisch ist. Die Hauptglykoside **Steviosid** (bis 7% in den Blättern, Abb. 38) und Rebaudiosid A sind 300 mal so süß wie Saccharose und besitzen als natürliche Süßstoffe unser Interesse. Einen möglichen Arzneistoff stellt **Forskolin** dar, ein Diterpen vom Labdan-Typ. Es stammt aus *Coleus forskohlii* (Pior.) Briq. (*Lamiaceae*, Heimat Südasien, Ostafrika, Brasilien) und hat als starker Aktivator der Adenylatcyclase kardioaktive und hypotensive Wirksamkeit.

## *14.6. Triterpene als biogene Arzneistoffe*

Muttersubstanz der Triterpene ist das Squalen. Es kann durch Cyclisierung, wobei Squalen-2,3-epoxid als Intermediat auftritt, in tetra- oder pentacyclische Verbindungen übergehen. Je nach Art der Faltung des Squalen (SWSW oder SSSW) bei der Cyclisierung, die durch die Art der katalysierenden Squalen-epoxydcyclase bedingt ist, entstehen 2 unterschiedliche Gruppen von tetracyclischen Triterpenen, deren nicht faßbare Muttersubstanzen in der Verknüpfung der Ringe B/C und C/D voneinander abweichen: die Lanostan-Gruppe und die Dammaran-Gruppe.

Aus der Lanostan-Gruppe kennen wir nur tetracyclische Vertreter. Die wichtigsten sind die Steroide, die durch Verlust von 3 Methylgruppen aus Lanosterol bzw. Cycloartenol hervorgehen (Abb. 47). Dieser Gruppe gehören auch die Cucurbitacine an (s. 23.). Vertreter der Dammaran-Gruppe können tetracyclisch oder pentacyclisch sein (Abb. 39). Sie besitzen als Aglyka der Triterpensaponine (s. 16.1.) sowie als Bestandteile von Harzen (s. 25.1.), Milchsäften und pflanzlichen Abschlußgeweben unser Interesse. Einige Triterpenester (z. B. aus *Lantana camara* L., *Verbenaceae*) wirken icterogen, andere kommen möglicherweise als Giftstoffe höherer Pilze in Betracht (z. B. die Fasciculole bei *Hypholoma fasciculare* (Huds. ex Fr.) Kumm., Grünblättriger Schwefelkopf).

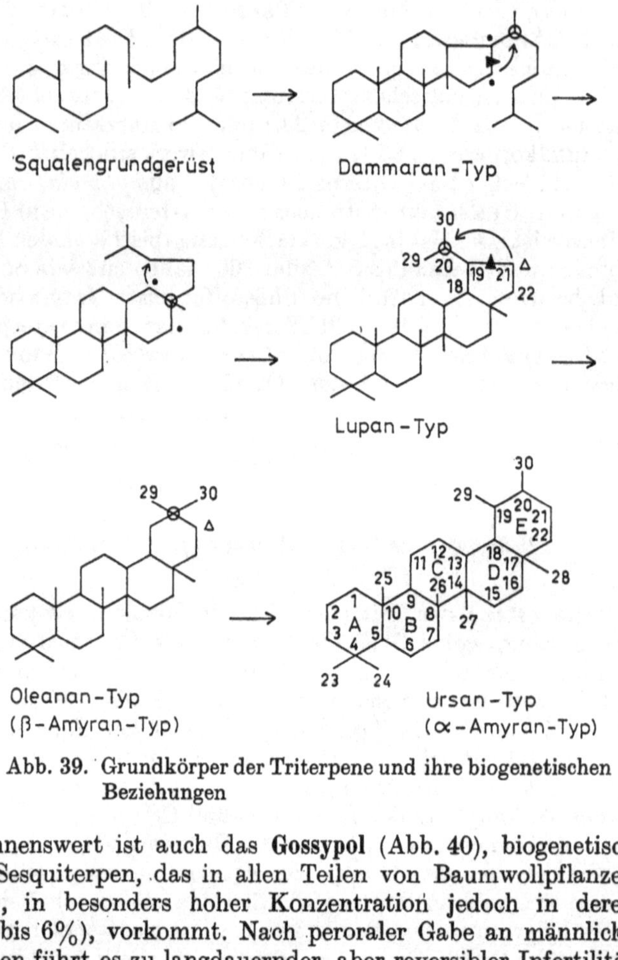


Abb. 39. Grundkörper der Triterpene und ihre biogenetischen Beziehungen

Erwähnenswert ist auch das **Gossypol** (Abb. 40), biogenetisch ein Bis-Sesquiterpen, das in allen Teilen von Baumwollpflanzen (s. S. 83), in besonders hoher Konzentration jedoch in deren Samen (bis 6%), vorkommt. Nach peroraler Gabe an männliche Probanden führt es zu langdauernder, aber reversibler Infertilität (Hemmung der Spermienreifung).

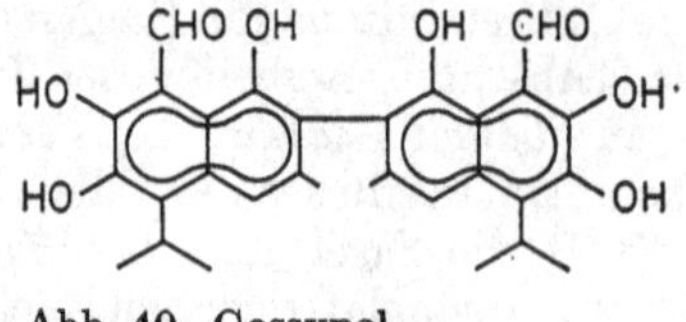


Abb. 40. Gossypol

## *14.7. Tetraterpene als biogene Arzneistoffe*

Muttersubstanz der Tetraterpene ist das Phytoen, das 9 Doppelbindungen besitzt. Es wird schrittweise über Phytofluen (10 C=C), ζ-Carotin (11 C=C), Neurosporin (12 C=C) zum Lycopin (13 C=C, all-trans-Konfiguration) dehydriert. Durch Cyclisierung des einen Kettenendes des Lycopins entsteht das γ-Carotin, das durch Cyclisierung des 2. Kettenendes in das β-Carotin umgewandelt werden kann (Abb. 41). Die beiden terminalen 6-C-Ringe können sekundär durch Hydroxylierung, Epoxydierung, Kontraktion zu 5-C-Ringen oder Ausbildung O-heterocyclischer Ringe weiter verändert werden. Eine Bildung von Polycyclen, wie beim Squalen beschrieben, wurde bei den Tetraterpenen bisher nicht beobachtet.

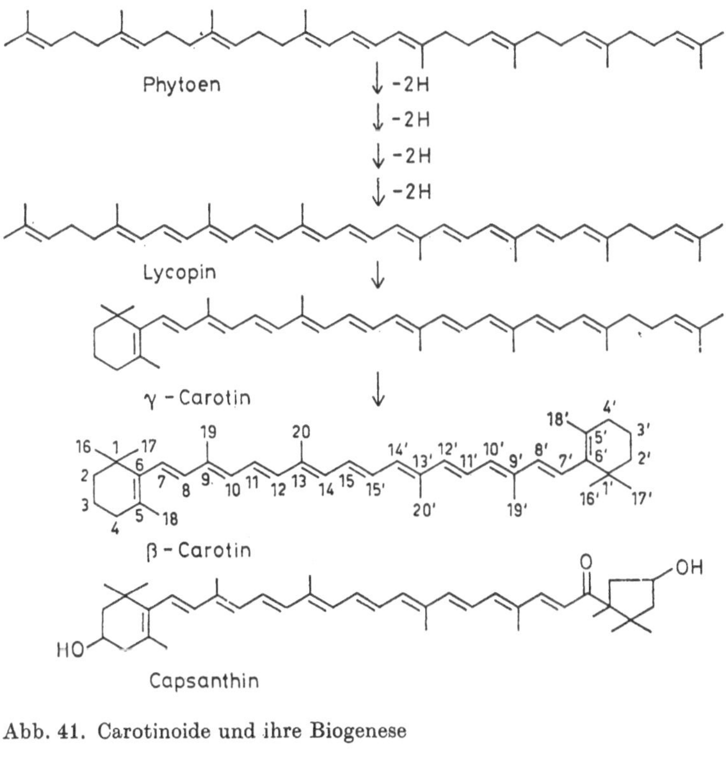


Abb. 41. Carotinoide und ihre Biogenese

Die bekannten Tetraterpene kann man insgesamt zur Gruppe der Carotinoide rechnen. Diese sind definiert als Kohlenwasserstoffe (Carotine) und ihre sauerstoffhaltigen Derivate (Xanthophylle), die aus 8 isoprenoiden Einheiten so aufgebaut sind, daß die Anordnung der Einheiten im Zentrum des Moleküls eine Umkehrung erfährt und damit 2 zentrale Methylgruppen vorhanden sind, die sich in 1,6-Position befinden, während alle anderen Methylgruppen, außer den terminalen, in 1,5-Position stehen. Umwandlungsprodukte dieser Verbindungen, bei denen die zentralen Methylgruppen erhalten bleiben, werden ebenfalls zu den Carotinoiden gerechnet. Die meisten Carotinoide sind auf Grund des Vorhandenseins zahlreicher konjugierter Doppelbindungen rot, gelb, braun oder violett gefärbt. Neben 40-C-Carotinoiden und deren Abbauprodukten (Apocarotinoide) kommen auch 45-C- und 50-C-Carotinoide vor (isoprenoide Reste an 40-C-Carotinoiden an 2 bzw. 2′ angeheftet).

Carotinoide werden von Mikroorganismen und Pflanzen gebildet, Tiere sind nur zu ihrer Transformation fähig. Sie kommen bei den Pflanzen in Chloroplasten und in Chromoplasten vor. Die Farbe vieler Blüten, Früchte und Samen ist durch Carotinoide bedingt. Auch bei einigen tierischen Pigmenten (z. B. beim Farbstoff des Gefieders des Rosenflamingos und des Außenskeletts des Hummers) handelt es sich um Carotinoide. In den Chloroplasten sind sie als akzessorische Pigmente an der Vergrößerung des für die Photosynthese nutzbaren Wellenlängenbereiches des Lichtes beteiligt. Für den Menschen sind einige von ihnen, insbesondere β-Carotin, als Provitamin A nutzbar.

Therapeutisch werden β-Carotin und Canthaxanthin (β,β-Caroten-4,4′-dion), wegen der Ablagerung in der Haut bei Langzeitgabe, zur UV-Prophylaxe bei Photodermatosen oder Vitiligo eingesetzt. Canthaxanthin lagert sich auch in der Netzhaut ab und kann zur Schädigung der Augen führen.

Spaltprodukte von Carotinoiden sind die Inhaltsstoffe des Safrans.

**Croci stigma**, Safran, sind die durch kurze Griffelstücke zusammengehaltenen ziegelroten, rasch bei erhöhter Temperatur getrockneten Narben von *Crocus sativus* L. (*Iridaceae*/*Iridales*), einer triploiden und damit sterilen Kulturpflanze. Die Gewinnung erfolgt vorwiegend in Spanien. Die Droge enthält neben Carotinoiden eine Reihe braunrot gefärbter, wasserlöslicher Acylglykoside des Apocarotinoids Crocetin ($C_{20}$), insbesondere das Di-β-D-gentiobiosid (Crocin, 2—15%) sowie die Produkte von dessen partieller

Hydrolyse und den Bitterstoff Picrocrocin (3—12%). Vorstufe dieser Verbindungen ist vermutlich das Carotinoid-digentiobiosid-diglucosid Protocrocin, das allerdings bisher noch nicht erfaßt werden konnte. Picrocrocin wird leicht zu 4-Hydroxy-$\beta$-cyclocitral und Glucose hydrolysiert. Nichthydrolytische Spaltung führt zu Glucose und Safranal. Beide flüchtigen Stoffe (0,4—1,3%) sind für den Geruch der Droge verantwortlich. Safran dient heute nur noch als Färbemittel sowie als Geruchs- und Geschmackskorrigenz. Früher als Abortivum mißbraucht, hat die Droge zu tödlich verlaufenden Vergiftungsfällen geführt (letale Dosis beim Menschen ca. 10 g).

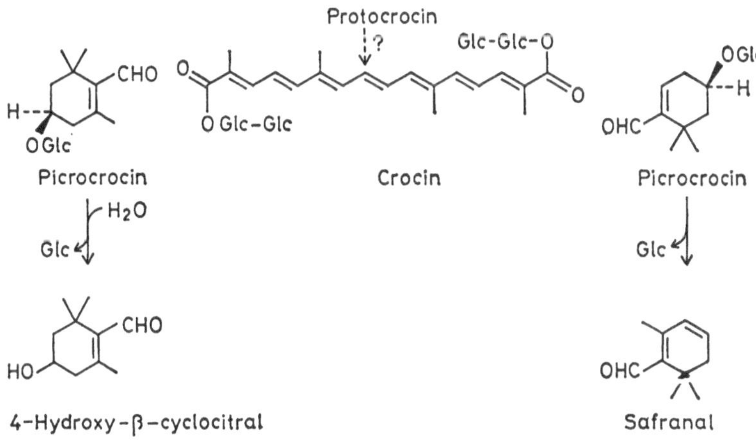


Abb. 42. Safran-Inhaltsstoffe

## 14.8. *Vitamin A*

Carotinoide, die einen ($\alpha$- und $\gamma$-Carotin, $\beta$-Cryptoxanthin u. a.) oder zwei $\beta$-Ionon-Ringe ($\beta$-Carotin) tragen, können durch eine im tierischen Organismus vorkommende 15,15'-Dioxygenase über ihre Peroxide in zwei 20-C-Aldehyde gespalten werden. Der den $\beta$-Ionen-Ring tragende Aldehyd wird als Retinal bezeichnet. Er wird zum entsprechenden Alkohol, dem Retinol (Vitamin $A_1$, Axerophthol, Abb. 43), reduziert, das gebunden an ein spezifisches Transportprotein im Blut oder nach Veresterung mit Fettsäuren, in den Lymphgefäßen transportiert wird. Speicherort der Fettsäureester des Retinols ist die Leber. Vitamin $A_2$ (3-Dehydroretinol) vertritt Vitamin $A_1$ bei Süßwasserfischen und Amphibien ganz oder teilweise. Für den Menschen besitzt es etwa 50% der Wirksamkeit des Vitamin $A_1$.

Während Retinol die Transport- und Speicherform darstellt, sind Retinal und Retinsäure Wirkformen. Retinal kann nach seiner Isomerisierung zu 11-cis-Retinal (Neoretinal b) mit Opsin und opsinähnlichen Proteinen des Auges zu Verbindungen reagieren (z. B. Rhodopsin in den Stäbchen der Netzhaut, die für das Dämmerungssehen verantwortlich sind), die unter Einfluß des Lichtes in all-trans-Retinal und das Protein zerfallen. Dieser Zerfall, der mit einer Konformationsänderung des Proteins verbunden ist, löst auf noch unbekanntem Wege einen Reiz auf

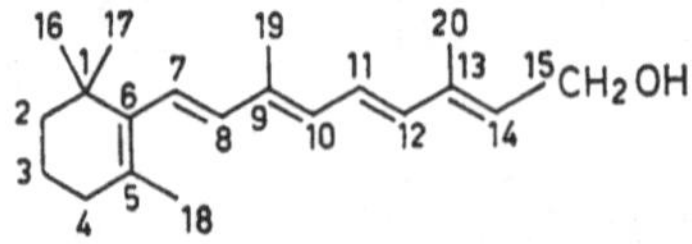


Abb. 43. Retinol (Vitamin $A_1$)

den Sehnerv aus. Vermutlich in Form von Retinsäure nimmt es nach Proteinbindung, ähnlich wie Steroidhormone, direkt Einfluß auf die Genexpression (z. B. der Epithelzellen) und ist Vehikel für den Zuckertransport bei der Biogenese bestimmter Glykoproteine der Zellmembran. Nach Gabe relativ hoher Dosen von Retinsäure wurde protektive und therapeutische Wirkung bei einigen Tumorformen beobachtet. Da ihr therapeutischer Einsatz in den erforderlichen Mengen wegen auftretender Hypervitaminosen nicht möglich ist, hat man synthetische Analoga (Arotinoide, mit aromatischen Ringen) mit geringerer Vitamin-, aber gleicher Antitumorwirkung entwickelt. Auch Immunstimulation wurde nach Gabe von Vitamin $A_1$ beobachtet. So war es in der Lage, die durch Prednisolon oder Cyclophosphamid ausgelöste Immunsuppression aufzuheben.

Als Folgen von Vitamin-A-Mangel treten neben der Hemeralopie Hyperkeratosen der Haut, Schleimhaut und auch der Kornea, Aborte, Störungen bei der Entwicklung der Knochen und Zähne und als Folge der Veränderungen der Schleimhäute, gehäuft Infektionen auf.

Der Bedarf des Menschen an Vitamin A (den man auf 1500 bis 8000 IE pro Tag, 1 IE = 0,3 μg Retinol, schätzt) wird vorwiegend aus tierischen Quellen, aber auch mit Hilfe von Carotinoiden gedeckt (100 g Leber enthalten etwa 5 mg Retinolpalmitat, 100 g Karotten 6—7 mg und 100 g Grünkohl 2 mg β-Carotin). In der Therapie werden Lebertran (s. S. 127) oder aus Lebertran bzw. halbsynthetisch gewonnenes Retinol, frei oder verestert (z. B. Retinolpalmitat), eingesetzt. Hohe Dosen Vitamin $A_1$ (100000 bis 200000 IE/d) werden bei juveniler Akne gegeben.

## *4.9. Polyterpene als pharmazeutische Hilfsstoffe*

Polyterpene (Polyisoprene) sind acyclische, ungesättigte Kohlenwasserstoffe oder Alkohole. Ausgehend von der Molekülgröße lassen sie sich in Polyprenole (6—24 Isopreneinheiten) und echte Polyterpene (100—10000 Isopreneinheiten) einteilen. Die Polyprenole kommen in Mikroorganismen, Pflanzen und Tieren vor. Ihre Phosphorsäureester sind möglicherweise „Kondensationspunkte" für Oligosaccharidreste, die zum Einbau in Glykoproteine bestimmt sind (z. B. Dolichole bei Säugetieren). Echte Polyterpene sind in Milchsäften der Pflanzen enthalten. Außerdem sind sie am Aufbau der Sporen- und Pollenmembranen (Sporopollenine, vermutlich durch Polymerisation von Carotinen entstanden) beteiligt.

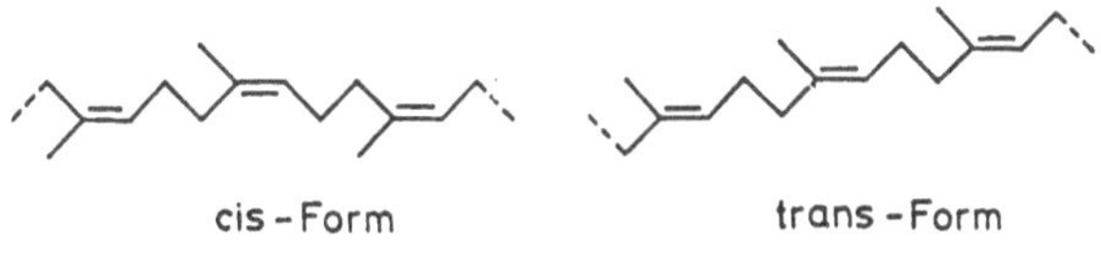


Abb. 44. Polyterpene (Teilstrukturen)

Das bedeutendste Polyterpen ist Kautschuk, ein all-cis-1,4-Polyisopren, Summenformel $(C_5H_8)_n$, n = 5000—10000. Zur Gewinnung können eine Vielzahl von Pflanzen aus den Familien der *Euphorbiaceae*, *Moraceae*, *Apocynaceae* und *Asteraceae* herangezogen werden. Andere Lieferanten treten jedoch gegenüber dem

Parakautschukbaum, *Hevea brasiliensis* (WILLD. ex A. JUSS.) MUELL. ARG. (*Euphorbiaceae/Euphorbiales*), völlig in den Hintergrund. Der Anbau dieses im Amazonasgebiet heimischen monözischen, bis 30 m hoch werdenden Baumes erfolgt vorwiegend in Malaysia, Indonesien, Thailand und Sri Lanka. Durch alle 2—3 Tage erfolgende spiralförmige Einschnitte in die Rinde des Baumes wird der in gegliederten Milchröhren befindliche Milchsaft zum Austreten gebracht. Ein Baum liefert etwa 7 kg Latex (mit ca. 30% Kautschuk) im Jahr. Der gesammelte Latex wird verdünnt, die Emulsion durch verdünnte Essig- oder Ameisensäure gebrochen und der ausgefällte Kautschuk durch Auswalzen zu „Fellen" vom Wasser befreit. Die Felle werden oft zur Vermeidung von Bakterienbefall geräuchert.

Kautschuk ist elastisch deformierbar. Er löst sich in lipophilen Lösungsmitteln (Chloroform, Ether, Benzin). Durch Vulkanisation (Vernetzung der Fadenmoleküle durch Schwefelatome) kann er gehärtet werden. Vulkanisiert ist er unlöslich. Offizinell ist nur der nichtvulkanisierte (schwefelfreie) Kautschuk von *Heveabrasiliensis* (sog. Para-Kautschuk). Er dient zur Herstellung von Heftpflastern.

Von geringerer Bedeutung sind Guttapercha und Chicle. **Guttapercha** ist ein all-trans-1,4-Polyisopren, Summenformel $(C_5H_8)_n$, n = etwa 100—300. Es wird aus dem Stamm (Verletzen durch V-förmige tiefe Einschnitte) oder aus den Blättern (Extraktion mit Aceton oder Homogenisieren und Aufrahmenlassen der Latextropfen) von *Palaquium gutta* (HOOK.) BAILLON und *Payena leerii* (TEXYJSM. et BINNEND.) KURZ, in Südostasien beheimateten und angebauten Bäumen gewonnen. Auch andere *Sapotaceae* sowie *Eucommiaceae* (*Eucommia ulmoides* OLIV.) und *Celastraceae* (*Euonymus*-Arten) liefern ein ähnliches Produkt. Das Handelsprodukt enthält neben Guttapercha 10—30% Harze. Guttapercha ist bei Zimmertemperatur hart, wird bei 50 °C knetbar und schmilzt bei 100 °C. Zum Schutz vor Versprödung wird es unter Wasser aufbewahrt. Es dient als Zahnkitt, selten auch als Arzneiträger in der Dermatologie und in Chloroform gelöst als Wundverschluß. **Chicle** ist der eingetrocknete Latex von *Manilkara zapota* (L.) VAN ROY. (*Sapotaceae/Ebenales*), eines in Mittelamerika heimischen und angebauten Baumes. Nach Reinigung mit Alkalien dient Chicle als Grundsubstanz für Kaugummi, der allerdings meistens aus synthetischen Grundmassen (Polyvinylacetat) hergestellt wird.

# 15. Steroide

## *15.1. Chemie und Terminologie*

Steroide sind Verbindungen, die sich formalchemisch von dem tetracyclischen, hypothetischen Kohlenwasserstoff Steran (Perhydro-1H-cyclopenta[a]phenathren) ableiten. Zur Vereinfachung der Nomenklatur werden eine Reihe von Alkylderivaten des Sterans (Abb. 45) als weitere Grundkörper angenommen.

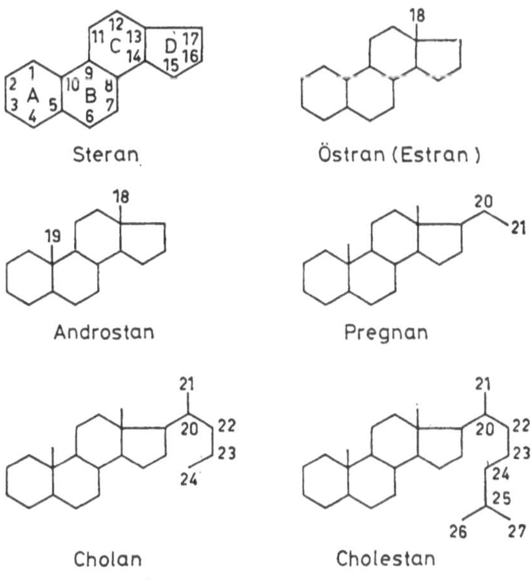


Abb. 45. Grundkörper der Steroide

Der Verknüpfung der Ringe nach kann man die natürlich vorkommenden Steroide in Reihen einteilen:

- 5α-Reihe (A/B trans, B/C trans, C/D trans)
- 5β-Reihe (A/B cis, B/C trans, C/D trans)
- Cardenolid-Reihe (A/B cis, B/C trans, C/D cis, Abb. 46).

Zur 5α-Reihe gehören Cholestan- und Androstan-Derivate, zur 5β-Reihe die Cholan-Derivate und zur Cardenolid-Reihe die Mehrheit der Aglyka der herzwirksamen Glykoside. Verbindungen einer

Stoffgruppe können jedoch auch verschiedenen Reihen angehören (z. B. die Aglyka der Steroidsaponine der 5α- bzw. der 5β-Reihe). Der Übergang von einer zur anderen Reihe erfolgt über ungesättigte Zwischenprodukte. Viele natürliche Steroide enthalten jedoch in den Positionen 4—5 oder 5—6 Doppelbindungen, und besitzen daher stark eingeebnete Moleküle.

Von Interesse als biogene Arzneimittel sind insbesondere die Sterole, Vitamin D, Gallensäuren, Nebennierenrindenhormone, Sexualhormone, herzwirksame Steroide, Steroidsaponine (s. 16.) und Steroid-Alkaloide (s. 34.7.10).

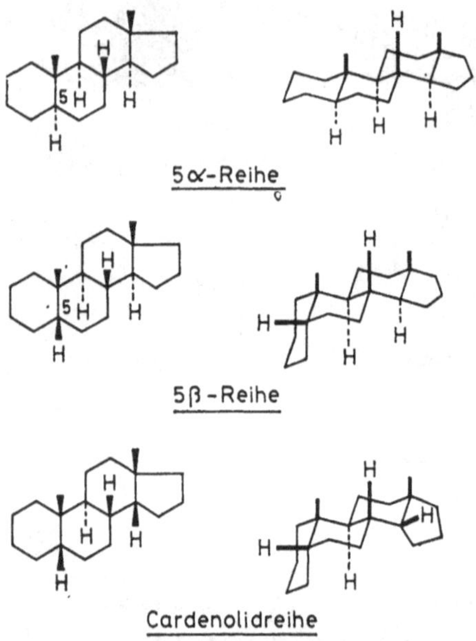


Abb. 46. Stereochemische Reihen natürlicher Steroide

## 15.2. *Stoffwechsel*

Die Biogenese der Steroide erfolgt in Analogie zu der der Triterpene vom Dammaran-Typ (s. 14.2.) ausgehend vom Squalen durch Cyclisierung, wobei als nicht faßbares Zwischenprodukt ein Kation vom α-Protostan-Typ entsteht, das durch synchrone

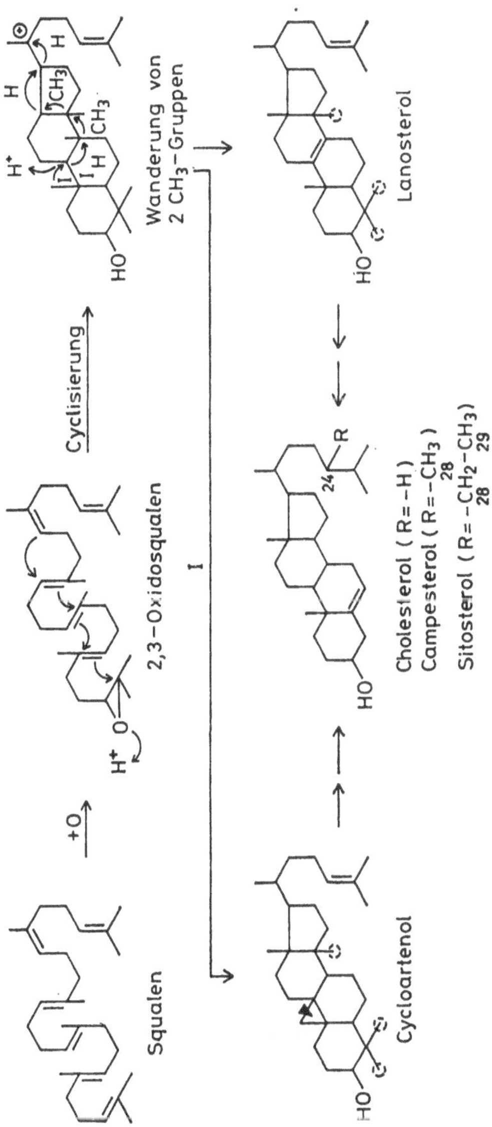


Abb. 47. Biogenese der Steroide

Wanderung von 2 Methyl-Anionen und von Hydrid-Ionen sowie durch anschließende Elimination eines Protons bei Mikroorganismen und Tieren in Lanosterol und bei Pflanzen in Cycloartenol übergeht (Abb. 47). Durch Abspaltung von 3 Methylgruppen (über $CH_2OH$-, CHO- und COOH-Gruppen) werden Cholestan-Derivate gebildet. Pflanzen und Pilze können diese durch Methylierung am C-24 zu 24-Methyl-cholestan-Derivaten (Ergostan-Derivate, z. B. Campesterol, Ergosterol) und durch weitere Methylierung in 24-Ethyl-cholestan-Derivate (Stigmastan-Derivate, z. B. Sitosterol, Stigmasterol) umwandeln. Die fast stets vorhandene $\beta$-ständige Hydroxylgruppe am C-3 kann frei vorliegen oder mit Fettsäuren (Acyl-Sterole), Mono- oder Oligosaccharid-Resten (Steroidglykoside) oder Schwefelsäure (bei den Saponinen der Stachelhäuter) verknüpft werden.

Cholesterol fungiert bei Pflanze und Tier als Muttersubstanz der übrigen Steroide. Seine Umwandlung kann unter Erhaltung der Seitenkette zu Vitamin $D_3$ oder Steroidsaponinen bzw. durch Verkürzung der Seitenkette zu Cholan-Derivaten (Gallensäuren), Pregnan-Derivaten (Bufadienolide, Cardenolide, Digitanole, Nebennierenrindenhormone, gestagene Hormone), Androstan-Derivaten (männliche Sexualhormone) oder Östran-Derivaten (östrogene Sexualhormone) erfolgen (Abb. 48).

Die Bildung des Vitamins $D_3$ wird durch Dehydrierung des Cholesterols zum 7-Dehydrocholesterol, bevorzugt in der Leber, vorbereitet. Diese Verbindung wird in der Haut bei Einwirkung kurzwelligen Lichts (260–285 nm) nichtenzymatisch zu Vitamin $D_3$ gespalten.

Die in Pflanzen vorkommenden Steroidsapogenine, bei denen die Seitenkette des Cholesterols ebenfalls erhalten bleibt, entstehen wahrscheinlich durch Einführung einer Ketogruppe am C-22 und von Hydroxylgruppen C-16 und C-26. Durch spontane Bildung eines Ketals kommt es zur Entstehung des Spirostan-Grundkörpers. Ist die Hydroxylgruppe am C-26 durch einen Zuckerrest blockiert, wird ein Halbketal (Furostan-Derivate) gebildet.

Die Biogenese der Gallensäuren erfolgt in der Leber höherer Tiere. Sie beginnt mit einer Hydroxylierung des Cholesterols zum 7-$\alpha$-Hydroxycholesterol, das entweder nach Hydrierung der Doppelbindung sofort oder nach einem weiteren Hydroxylierungsschritt am C-12, eine Verkürzung der Seitenkette erfährt. Im ersteren Fall entsteht Chenodesoxycholsäure, im zweiten Falle Cholsäure. Die Gallensäuren können amidartig mit Glycin

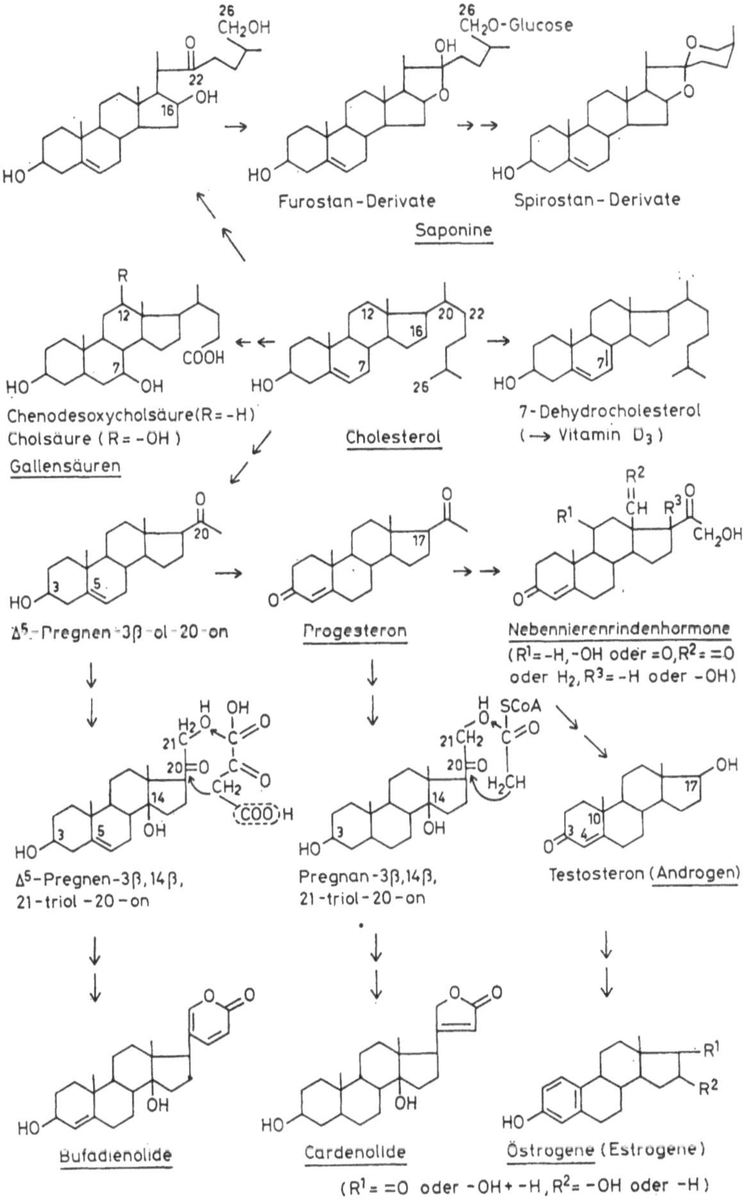


Abb. 48. Stoffwechsel der Steroide

(Glykocholsäuren) oder Taurin (Taurocholsäuren) verknüpft werden.

Die Bildung der Pregnan-Abkömmlinge erfolgt durch Verkürzung der Seitenkette des Cholesterols auf 2 C-Atome. Wahrscheinlich tritt dabei intermediär 20,22-Dihydroxycholesterol auf. Das Produkt der Spaltungsreaktion, das $\Delta^5$-Pregnen-3$\beta$-ol-20-on, kann in das gestagene Sexualhormon Progesteron umgewandelt werden bzw. bei Pflanzen als Muttersubstanz der Digitanole dienen oder über ein Pregnen-3,14,21-triol-20-on durch Reaktion mit einem 3-C-Körper (möglicherweise Oxalessigsäure unter Verlust von $CO_2$) in die Bufadienolide übergehen. Progesteron seinerseits kann im tierischen Organismus entweder durch sukzessive Hydroxylierungsschritte in Nebennierenrindenhormone transformiert werden, als Vorstufe der Androstan- bzw. Östran-Derivate dienen oder bei einer Reihe von Pflanzen über ein Pregnan-3,14,21-triol-20-on (bzw. stärker hydroxylierte Pregnan-Derivate) durch Reaktion mit Acetyl-Coenzym A zu Cardenoliden reagieren. Eine gegenseitige Umwandlung der Cardenolide verschiedenen Hydroxylierungsmusters wird angenommen.

Das Androstan-Derivat Testosteron (Androgen, männliches Sexualhormon) entsteht aus Progesteron über 17-$\alpha$-Hydroxyprogesteron und Androst-4-en-3,17-dion.

Die Östran-Derivate (Östrogene, Estrogene) gehen aus dem Zwischenprodukt der Biogenese des Testosterons, dem Androst-4-en-3,17-dion, durch Demethylierung am C-10 und Aromatisierung des Ringes A hervor.

## *15.3. Steroide als biogene Arzneistoffe*

### *15.3.1. Sterole*

Sterole (Sterine) sind Cholesten-, Cholestadien- oder Cholestatrien-3$\beta$-ole und deren 24-Methyl- bzw. 24-Ethyl-Derivate. Nach ihrem Vorkommen bei Pilzen, Pflanzen oder Tieren kann man sie auch in Mycosterole, Phytosterole und Zoosterole einteilen.

Bei Pilzen finden wir bevorzugt Ergosterol ((24S)-24-Methyl-cholesta-5,7,22-trien-3$\beta$-ol), das als Rohstoff für die Halbsynthese des Ergocalciferols (Vitamin $D_2$) Bedeutung hat. Es wird aus Hefen isoliert (Gehalt bis 10%).

In Pflanzen kommen insbesondere $\beta$-Sitosterol ((24R)-24-Ethyl-cholest-5-en-3$\beta$-ol), Stigmasterol ((24R)-24-Ethyl-cholesta-

5,22-dien-3β-ol), Campesterol ((24R)-24-Methyl-cholest-5-en-3β-ol) und in geringen Mengen auch Cholesterol (Cholest-5-en-3β-ol, Abb. 47) vor. Sie sind im unverseifbaren Anteil der fetten Öle oder im Tall-Öl (aufrahmende Lipidfraktion beim Holzaufschluß zur Cellulosegewinnung) enthalten.

Die Steroidfraktion der Tiere enthält vorwiegend Cholesterol. Man gewinnt es hauptsächlich aus Schafs- oder Rinderhirn bzw. -rückenmark.

Phytosterole werden im menschlichen Organismus kaum resorbiert, können aber die Resorption von exogenem und endogenem Cholesterol (enterohepatischer Kreislauf!) hemmen. **β-Sitosterol** kann daher zur Behandlung von Hypercholesterolämien eingesetzt werden. **Cholesterol** wird als W/O-Emulgator, auch für innerlich anzuwendende Arzneimittel (Zweckmäßigkeit?), benutzt.

Die physiologische Bedeutung der Sterole besteht in ihrer Rolle als Membranbausteine und Hormonvorstufen.

### *15.3.2. Vitamin D*

Cholesta-5,7-dien-Derivate (Provitamin D) werden unter dem Einfluß von UV-Strahlen in 9,10-Secosteroide umgewandelt. Die so entstandenen Prävitamine (Präcalciferole) bilden unter Verlagerung der Doppelbindungen eine cis-Trien-Struktur aus und gehen damit in Vitamin D über. Im menschlichen Organismus erfolgt dieser Vorgang in der Haut (insbesondere im Stratum germinativum, der Keimschicht der Oberhaut). Als Vitamin-Vorstufe dient 7-Dehydrocholesterol, das in der Leber aus Cholesterol gebildet wird. Es liefert das **Cholecalciferol** (Vitamin $D_3$, 9,10-seco-Cholesta-5,7,10(19)-trien-3β-ol), das auch halbsynthetisch gewonnen werden kann. Wegen der Schwierigkeit der Herstellung des 7-Dehydrocholesterols bevorzugt man für therapeutische Zwecke das physiologisch gleichwertige **Ergocalciferol** (Vitamin $D_2$, (24S)-9,10-seco-24-Methylcholesta-5,7,10(19),22-tetraen-3β-ol), das durch UV-Bestrahlung von Ergosterol erhalten wird (Abb. 49).

Im Menschen werden beide Calciferole durch Hydroxylierung in Position 25 (in der Leber) und in Position 1 (in den Nierentubuli) in 1α,25-Dihydroxy-Derivate, in Wirkformen, umgewandelt. Da die Hydroxylierungsschritte bei Leber- oder Nierenerkrankungen ganz oder teilweise blockiert sind, gelangen bisweilen auch 25-Hydroxycholecalciferol (**Calcifediol**), 1α-Hydroxycholecalciferol (**Alfacalcidol**) oder 1α,25-Dihydroxycholecalciferol (**Calcitriol**) zur

Anwendung. Die Inaktivierung wird durch Hydroxylierung in Position 24 eingeleitet. Die 1α,25-Dihydroxycalciferole beeinflussen in Analogie zu den Steroidhormonen die Genexpression. Sie induzieren die Bildung eines Calcium bindenden Proteins (CaBP) in den Epithelzellen des Dünndarms und stimulieren auf diese Weise die Calciumresorption. Gleichzeitig werden die $Ca^{··}$-Reabsorption durch die Nierentubuli und die $Ca^{··}$-Ionen-Freisetzung aus den Knochen angeregt. Bei vielen dieser Prozesse wirken Parathormon (s. 35.6.10.) und die Dihydroxycalciferole synergistisch.

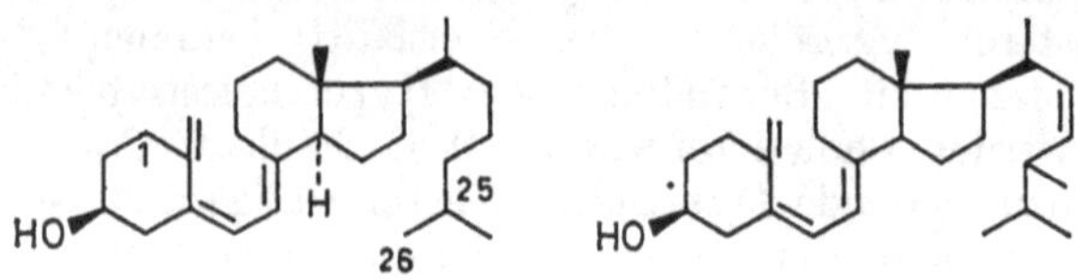

Cholecalciferol (Vitamin $D_3$)

Ergocalciferol (Vitamin $D_2$)

OH

Abb. 49. Vitamin D

Mangel an Vitamin D, der bei Säuglingen, Kleinkindern und Schwangeren in der lichtarmen Jahreszeit auftreten kann, führt zu Rachitis (Verzögerung der Verknöcherung der Knorpelsubstanzen der Knochen) bzw. Osteomalazie (Erweichung der Knochen). Der Tagesbedarf dieser Personengruppe wird auf 800–1000 IE (1 IE = 0,025 μg) geschätzt. Bei Erwachsenen ohne besondere Belastung übersteigt er 400 IE am Tage nicht.

Vitamin $D_2$ wird bei Säuglingen prophylaktisch in Form einer mehrmaligen Stoßtherapie (Speicherung in den Fettdepots) und bei Hypoparathyroidismus, renaler Osteodystrophie (Calcitriol), Lebererkrankungen (Calcifediol) und Osteoporose (Calcifediol) eingesetzt. Hohe Gaben führen zu Hypervitaminosen.

An Vitamin D reiche Nahrungsmittel sind Fische (10–20 μg/100 g), Pilze (8 μg/100 g), Hühnerei (5 μg/100 g) und Leber (3 μg/100 g).

### *15.3.3. Gallensäuren*

Gallensäuren treten als Abbauprodukte des Cholesterols im Organismus der Wirbeltiere und des Menschen auf (s. 15.2.). Primäre Gallensäuren (vom menschlichen Organismus selbst gebildet) sind

Cholsäure ($3\alpha,7\alpha,12\alpha$-Trihydroxy-$5\beta$-cholansäure) und Chenodesoxycholsäure ($3\alpha,7\alpha$-Dihydroxy-$5\beta$-cholansäure, Abb. 48). Sie werden mit der Gallenflüssigkeit (ca. 30 g/l), zum größten Teil amidartig mit Glycin (Glykocholsäuren) oder Taurin (2-Aminoethansulfonsäure, Taurocholsäuren) verknüpft, in den Darm ausgeschieden. Ihre Aufgabe ist die Emulgierung der Nahrungsfette zur Erleichterung des Angriffes der Lipasen. Die Gallensäuren werden vom Darm fast vollständig rückresorbiert und können dann erneut in den sogenannten enterohepatischen Kreislauf eintreten. Andere Gallensäuren des Gallensaftes (Desoxycholsäure, $3\alpha,12\alpha$-Dihydroxy-$5\beta$-cholansäure, Lithocholsäure, $3\alpha$-Hydroxy-$5\beta$-cholansäure) entstehen vermutlich unter dem Einfluß der Darmbakterien aus den primären Gallensäuren. Bei niederen Wirbeltieren treten Gallensäuren abweichender Struktur und auch Ester von Gallenalkoholen auf.

In der Therapie werden eingesetzt **Acidum chenodesoxycholicum**, Chenodesoxycholsäure, sowie ihr $7\beta$-Isomeres **Acidum ursodesoxycholicum**, Ursodesoxycholsäure, **Acidum cholicum**, Cholsäure, **Acidum dehydrocholicum**, Dehydrocholsäure (3,7,12-Triketocholansäure, erhalten durch Oxidation von Cholsäure) und **Fel Bovis depuratum** (Fel tauri depuratum siccum, Natrium choleinicum), Gereinigte Rindergalle, die aus den ethanollöslichen Anteilen (vorwiegend glyko- und taurocholsaure Natriumsalze) besteht. Chenodesoxycholsäure oder die besser verträgliche Ursodesoxycholsäure können zur Auflösung kleiner, nicht verkalkter Gallensteine eingesetzt werden (Therapiedauer 0,5—3 Jahre). Alle anderen Präparate werden zur Substitutionstherapie verwendet.

### *15.3.4. Steroidhormone*

#### *15.3.4.1. Allgemeines*

Steroidhormone kann man ihrer chemischen Struktur nach einteilen in:

- Pregnan-Derivate ($C_{21}$-Steroide), dazu gehören die Nebennierenrindenhormone und die weiblichen gestagenen Sexualhormone,
- Androstan-Derivate ($C_{19}$-Steroide), dazu gehören die männlichen Sexualhormone,
- Östran-Derivate ($C_{18}$-Steroide), dazu gehören die weiblichen östrogenen Sexualhormone.

Die Ringe B/C und C/D sind trans-verknüpft. Die Zuordnung zur 5α- oder 5β-Reihe entfällt bei den natürlichen Vertretern, da sie, mit Ausnahme einiger Abbauprodukte, das C-Atom 5 in eine Doppelbindung einbezogen haben.

Den Steroidhormonen ist gemeinsam, daß sie nach Eindringen in die Zelle mit intrazellulären Rezeptoren (im Cytoplasma, an der Kernmembran oder im Kern?) reagieren. Dadurch werden bestimmte Gene zur Transkription freigegeben und die Synthese von speziellen Proteinen eingeleitet.

Die Herstellung von Steroidhormonen erfolgt mit mikrobiologischen Methoden (s. S. 39) aus biogenen Rohstoffen (aus Steroidsapogeninen wie Diosgenin bzw. Hecogenin, aus den Phytosterolen des Tall-Öls Sitosterol und Stigmasterol, aus Steroid-Alkaloiden wie Solasodin, aus Cholesterol oder Cholsäure), seltener durch Totalsynthese.

### *15.3.4.2. Nebennierenrindenhormone*

Die Nebennieren produzieren in ihrem Rindenanteil die Nebennierenrindenhormone (Corticosteroide).

Bisher wurden über 40 verschiedene Steroide (darunter 30 Pregnan-Derivate) aus der Nebennierenrinde isoliert. Die meisten dieser Produkte sind jedoch Biogenesezwischenprodukte. Nach den vorherrschenden Wirkungen teilt man ein in:

- Mineralcorticoide (ohne freie Sauerstoffunktion am C-11: Aldosteron, 11-Desoxycorticosteron),
- Glucocorticoide (mit Sauerstoffunktion am C-11: Hydrocortison, Cortison, Corticosteron, Abb. 50).

Die Biogeneseaktivität der Nebennierenrinde wird durch den Regelkreis ACTH-Corticosteroide bzw. Corticoliberin-Corticosteroide gesteuert (s. 35.6.5.).

Das Mineralcorticoid Aldosteron (11-Desoxycorticosteron besitzt nur $^1/_{30}$ der Wirksamkeit) ist für die Aufrechterhaltung des Konzentrationsgefälles der Natriumionen zwischen Zelläußerem und Zellinnerem und der Kaliumionen zwischen Zellinnerem und Zelläußerem von Bedeutung. Fehlen Mineralcorticoide, kommt es zu einem erhöhten $Na^{\cdot}$-Einstrom in die Zelle und einem erhöhten $K^{\cdot}$-Ausstrom aus der Zelle, die $Na^{\cdot}$-Rückresorption in den Nierentubuli wird bei Mangel an Mineralcorticoiden verringert, die $K^{\cdot}$-Ausscheidung gehemmt. **11-Desoxycorticosteronacetat** (21-

Acetoxy-pregn-4-en-3,20-dion), seltener **Aldosteron** (Pregn-4-en-11$\beta$,21-diol-3,20-dion-18-al-18,11-hemiacetal) werden zur Substitutionstherapie (Nebennierenrindeninsuffiziens) bei Verbrennungen, Intoxikationen, Schwangerschaftserbrechen, Magen- und Zwölffingerdarmgeschwüren und zur Schocktherapie eingesetzt.

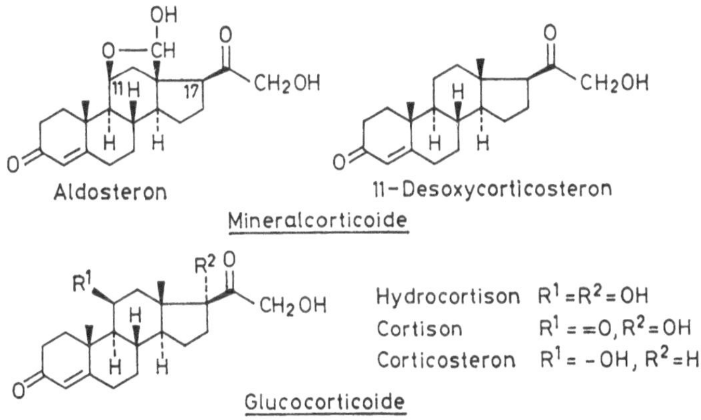


Abb. 50. Nebennierenrindenhormone

Hydrocortison (Cortisol) ist die Wirkform der Glucocorticoide. Durch Variation dieser Verbindung (z. B. Einführung einer 2. Doppelbindung in Ring A, Hydroxylierung an C-16, Fluorierung an C-9, usw.) konnten halbsynthetische Derivate erhalten werden, die bis zu 800mal wirksamer sind als Cortisol. Durch Induktion der Bildung zahlreicher Enzyme steigern Glucocorticoide die Gluconeogenese, fördern den Protein- und Aminosäureabbau und setzen Fettsäuren aus Triacylglycerolen frei. Außerdem besitzen sie immunsupressive, entzündungshemmende, antiexsudative und antiallergischer Eigenschaften, die durch Auslösung der Biosynthese einer Reihe antiphlogistisch wirksamer Proteine, u. a. der Lipocortine (Glykoproteine, $M_r$ 15000—40000, Hemmstoffe der Phospholipase $A_2$ und damit der Prostanoidbildung, s. S. 138) und des „angiotensin converting enzyme“ (Reduktion der Gefäßpermeabilität, s. 35.6.11.), zustande kommen. Therapeutisch eingesetzt werden **Cortison** (Pregn-4-en-17$\alpha$,21-diol-3,11,20-trion), **Cortisonacetat** (21-Acetylcortison), **Hydrocortison** (Pregn-4-en-11$\beta$-17$\alpha$, 21-triol-3,20-dien), **Hydrocortisonacetat** und synthetische Analoga (Prednison, Prednisolon, Dexamethason u. a.). Sie werden zur

Substitutionstherapie, bei allergischen Erkrankungen, Infektionskrankheiten (kombiniert mit Chemotherapeutica), Haut- und Augenerkrankungen (lokal und peroral) angewendet.

### *15.3.4.3. Sexualhormone*

Die Sexualhormone stehen in enger biogenetischer Beziehung untereinander und mit den Nebennierenrindenhormonen (Abb. 48). So ist es nicht verwunderlich, daß in der Nebennierenrinde auch Sexualhormone auftreten und daß im männlichen Organismus weibliche und im weiblichen männliche Sexualhormone gefunden werden. Entscheidend sind jedoch die Konzentrationsverhältnisse. So beträgt beispielsweise die Plasmakonzentration an androgenen Hormonen beim Mann 0,6 μg/100 ml, bei der Frau 0,05 μg/ml und beim Kind 0,01 μg/ml.

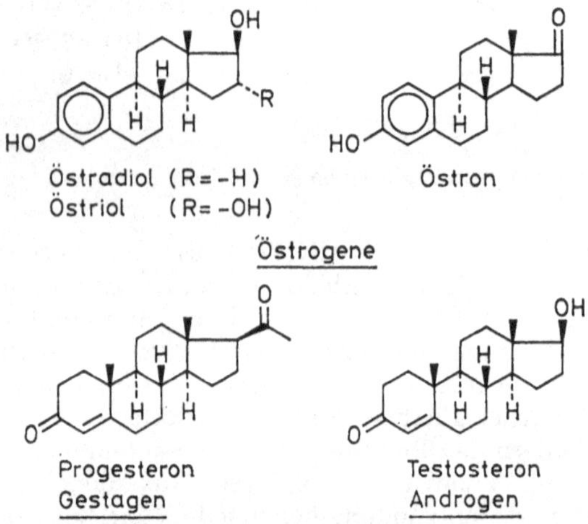


Abb. 51. Sexualhormone

Die weiblichen Sexualhormone teilt man ihrer Wirkung nach in 2 Gruppen ein: die Östrogene und die Gestagene.

Die Östrogene (Estrogene, Follikelhormone) sind Derivate des Östrans (Estrans). Sie sind durch einen $C_{18}$-Grundkörper mit aromatischem Ring A gekennzeichnet. Während der fertilen Phase der Frau ist das im Ovarium im Epithel des GRAAF-Follikels gebildete Östradiol (Estradiol, Östra-1,3,5(10)-trien-3,17β-diol) das bedeutendste Östrogen. Nach der Menopause tritt vor allem

Östron (Östra-1,3,5(10)-trien-3-ol-17-on) im Blut auf, das durch periphere Umwandlung des in den Nebennieren produzierten Androstendions entsteht. Vom 4. Schwangerschaftsmonat an werden in der Plazenta Östradiol, Östron und Östriol (Estriol, Östra-1,3,5(10)-trien-3,16,17$\beta$-triol) erzeugt.

Östrogene sind im weiblichen Organismus für die Entwicklung der Fortpflanzungsorgane, die Herausbildung der sekundären Geschlechtsmerkmale und zusammen mit den Gestagenen für die während des Menstruationscyclus und der Schwangerschaft auftretenden Veränderungen verantwortlich. Die Östrogene führen dabei zur Vergrößerung des Uterus, zur Proliferation des Endometriums und zur Steigerung der Ansprechbarkeit des Myometriums auf Kontraktionsreize. Beim Mann, wo sie in geringer Menge in den Hoden produziert werden, verursachen sie ein Wachstum der Prostata und der Samenbläschen.

Gestagene (Gelbkörperhormone, Progestine) sind Pregnan-Derivate. Das einzige bisher bekannte natürlich vorkommende Gestagen ist das Progesteron (Pregn-4-en-3,20-dion). Es wird bei der Frau im Ovarium (im Gelbkörper), vom 4. Schwangerschaftsmonat an in der Placenta, gebildet. Es löst die sekretorische Phase des Endometriums aus und bereitet damit die Implantation des Eies vor, fördert im Zusammenwirken mit den Östrogenen das Wachstum der Uterusmuskulatur und hemmt die Ansprechbarkeit des Uterus für Kontraktionsreize.

Die Bildung der weiblichen Sexualhormone wird in einem Regelkreis durch Wechselwirkung zwischen ihnen, glandotropen Hormonen, „releasing hormones“ und „release inhibiting hormones“ (s. 35.6.5.) gesteuert.

Das bedeutendste Androgen (männliches Sexualhormon) ist das in den Hoden (in den LEYDIGschen Zwischenzellen) gebildete Testosteron (Androst-4-en-17$\beta$-ol-3-on). Es wird selbst und in Form des 5$\alpha$-Dihydrotestosterons wirksam und fördert die Entwicklung der Fortpflanzungsorgane sowie der sekundären Geschlechtsmerkmale. Außerdem ist es für die Aufrechterhaltung der Funktion der Nebenhoden, Samenblase und Prostata verantwortlich. Hervorzuheben ist seine anabole Wirkung (Stimulierung der Eiweißsynthese, Förderung der Zunahme der Muskelmasse und des Knochenwachstums).

Die weiblichen Sexualhormone werden vorwiegend zur Substitutionstherapie bei Amenorrhoe, Dysmenorrhoe, funktionellen Blutungen, und bei klimakterischen Ausfallerscheinungen, Östrogene auch zur Laktationsunterdrückung und bei Prostatakarzinom,

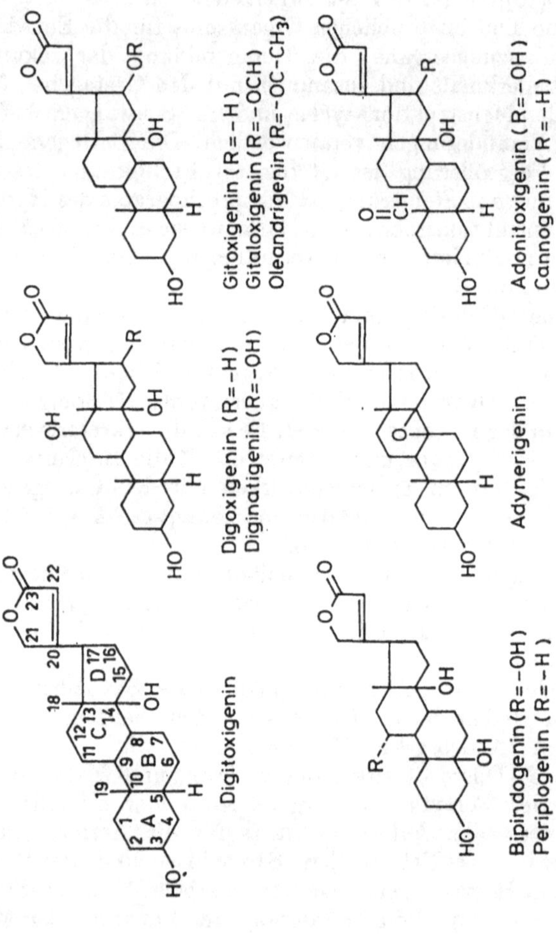
Digitoxigenin
Digoxigenin (R=-H)
Diginatigenin (R=-OH)
Gitoxigenin (R=-H)
Gitaloxigenin (R=-OCH)
Oleandrigenin (R=-OC-CH3)
Bipindogenin (R=-OH)
Periplogenin (R=-H)
Adynerigenin
Adonitoxigenin (R=-OH)
Cannogenin (R=-H)

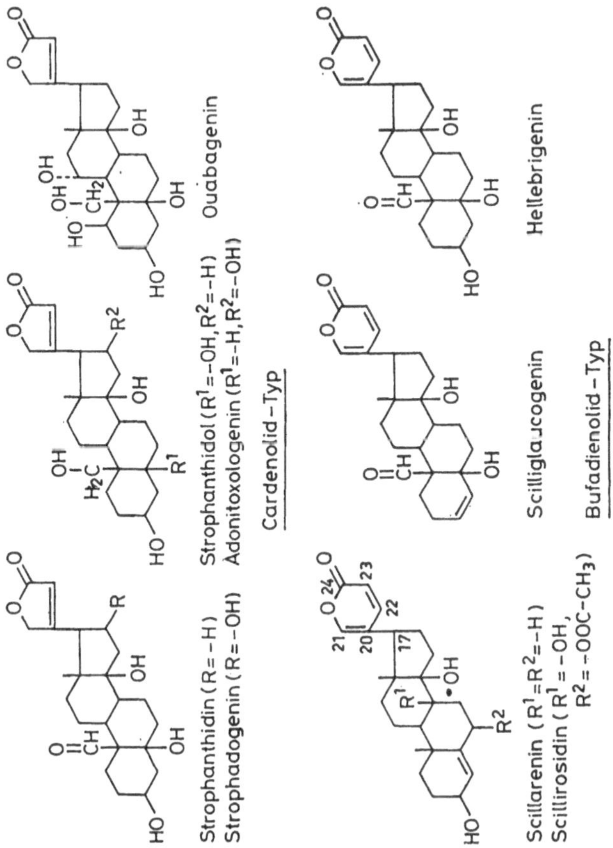


**Abb. 52. Aglyka herzwirksamer Steroidglykoside**

Gestagene bei drohendem oder habituellem Abort, eingesetzt. Eine besondere Bedeutung kommt der Anwendung von Kombinationen von Vertretern beider Gruppen zur Unterdrückung der Bildung gonadotroper Hormone (s. 35.6.5.) und damit der Ovulation zu (Kontrazeptiva). Wegen der raschen Biotransformation werden neben den Hormonen **Östradiol** (Estradiol), **Östriol** (Estriol), **Östron** (Estron) und **Progesteron,** Ester des Östradiols (**Östradiolum benzoicum, Östradiolum valerianicum**) oder des 17α-Hydroxyprogesterons (**Hydroxyprogesteronum capriocum**) sowie synthetische Analoga genutzt.

Das männliche Sexualhormon **Testosteron** steht ebenfalls im Dienst der Substitutionstherapie. Es wird aber auch bei Mammakarzinom der Frau und als Anabolicum verwendet. Aus den eben genannten Gründen werden vor allem Testosteronester (**Testosteronum oenanthicum, Testosteronum propionicum**) und zur Erzeugung anaboler Effekte synthetische Analoga eingesetzt.

### *15.3.5. Herzwirksame Steroide*

#### *15.3.5.1. Allgemeines*

Herzwirksame Steroide (herzwirksame Glykoside, cardioaktive Steroide, „Herzglykoside“) sind durch ihre bei Anwendung subtoxischer Dosen auftretende positiv inotrope (d. h. die Kontraktionskraft des Herzens vergrößernde) Wirkung ausgezeichnete Steroide. Die Mehrzahl der Verbindungen sind Glykoside.

Sie besitzen einen 10,13-Dimethylsteran-Grundkörper mit cis-trans-cis-, seltener auch trans-trans-cis-Verknüpfung (Abb. 46), der in Stellung 17 einen β-ständigen Lactonring trägt. Dieser Lactonring ist bei den Cardenoliden (Derivate des 5β,14β-Card-20(22)-enolids oder des 5α,14β-Carden-20(22)-olids) 5gliedrig und einfach ungesättigt (Butenolidring). Bei den Bufadienoliden (Derivate des 5β,16β-Bufa-20,22-dienolids) 6gliedrig und zweifach ungesättigt (Pentadienolidring, genannt Cumalinring). Neben dem Lactonring trägt der Grundkörper fast immer je eine β-ständige OH-Gruppe am C-3 und C-14. Verbindungen mit sekundär veränderten, abweichenden Ringstrukturen (z. B. seco-Cardenolide, Cardenolidpigmente) kommen vor. Die einzelnen Vertreter unterscheiden sich durch das Auftreten zusätzlicher OH-Gruppen, von Epoxy- oder Oxo-Gruppen, Doppelbindungen und seltener auch durch Acylierung von Hydroxylgruppen (Abb. 52, S. 176/177). Es sind über 100 Verbindungen dieser Naturstoffgruppe bekannt.

Durch die Verknüpfung mit verschiedenartigen Mono- und Oligosacchariden wird die Vielfalt der herzwirksamen Steroide weiter erhöht. Neben weit verbreiteten Zuckern wie D-Glucose, L-Arabinose, L-Rhamnose und D-Xylose kommen viele ungewöhnliche, insbesondere 2-Desoxy-, 6-Desoxy-, 2,6-Didesoxymonosaccharide und deren Methylether vor. Insgesamt wurden etwa 40 verschiedene Monosaccharide als Kopplungspartner der herzwirksamen Steroide nachgewiesen (Abb. 53). Ihre glykosidische Bindung oder die von stets unverzweigten, in der Regel 1,4-verknüpften, aus maximal 5 Monomeren bestehenden Oligosacchariden, erfolgt fast stets an der OH-Gruppe am C-3 des Steroids. Dabei sind die D-Monosaccharide $\beta$-glykosidisch und die

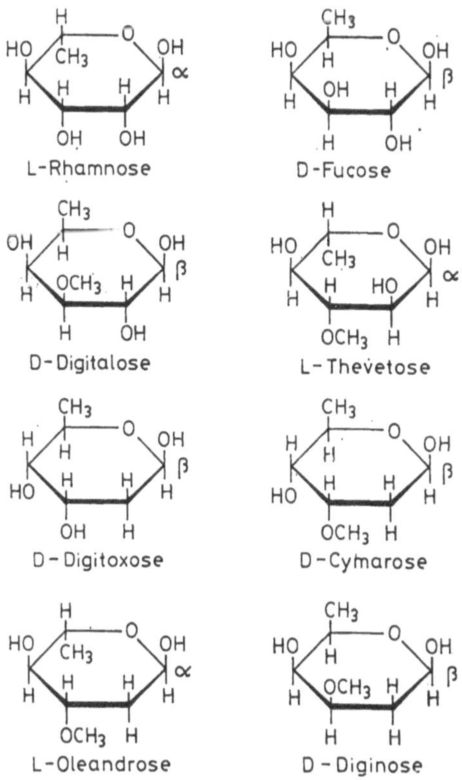


Abb. 53. Zuckerkomponenten herzwirksamer Steroidglykoside

L-Monosaccharide $\alpha$-glykosidisch am Aglykon gebunden (KLYNEsche Regel). Desoxyzucker sind dem Aglykon benachbart, Glucose befindet sich, wenn sie nicht einzige Zuckerkomponente ist, am Kettenende (Abb. 54). Die Zahl der bisher bekannten Glykoside herzaktiver Steroide beträgt etwa 500.

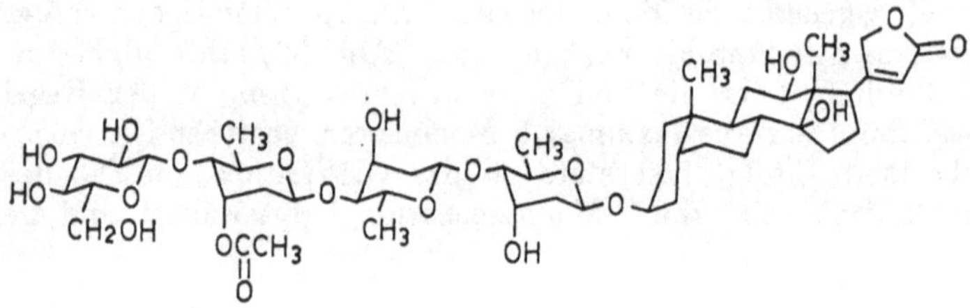

Abb. 54. Lanatosid C

Die Biogenese der Aglyka erfolgt aus Cholesterol (Abb. 48). Nebenprodukte sind die Digitanole, die keine Herzwirksamkeit besitzen und häufig als Begleitstoffe gefunden werden (Abb. 55).

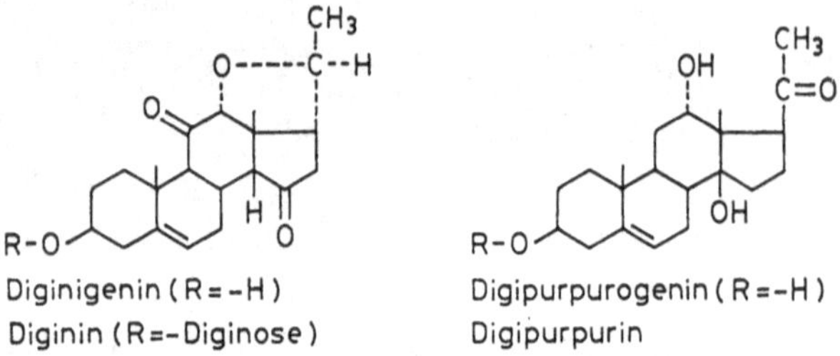


Abb. 55. Digitanolglykoside

Herzwirksame Glykoside kommen in etwa 20 Pflanzenfamilien vor. Einige Gattungen, in denen sie auftreten, seien im folgenden genannt:

*Ranunculaceae: Adonis, Helleborus*
*Moraceae: Antiaris*
*Fabaceae: Coronilla*
*Celastraceae: Euonymus*
*Euphorbiaceae: Mallotus*
*Brassicaceae: Cheiranthus, Erysimum, Coringia, Lunaria*

*Tiliaceae: Corchorus*
*Apocynaceae: Acokanthera, Apocynum, Nerium, Strophanthus, Thevetia*
*Asclepiadaceae: Asclepias, Xysmalobium, Periploca, Marsdenia*
*Scrophulariaceae: Digitalis*
*Liliaceae: Convallaria, Urginea, Ornithogalum, Scilla.*

Auch bei Tieren wurden herzwirksame Steroide nachgewiesen. Besonders zahlreich sind sie im Hautsekret der Kröten (*Bufo*-Arten) enthalten. Dort wurden zahlreiche Bufadienolide und Cardenolide gefunden, die nichtglykosidisch gebunden, mit Dicarbonsäuren (z. B. Korksäure) verestert vorliegen, deren zweite Carboxylgruppe amidartig angeknüpft einen Aminoacylrest (z. B. Arginylrest) tragen kann (Bufotoxine und Cardenobufotoxine). Während diese Verbindungen von den Kröten selbst gebildet werden, stammt die Mehrzahl der bei Insekten auftretenden herzwirksamen Steroide aus den Nahrungspflanzen und wird zum Schutz vor Angreifern gespeichert (z. B. bei *Danaus plexippus* L., dem Monarch, einem tropischen Schmetterling).

Da fast alle Drogen eine Vielzahl von Glykosiden herzaktiver Steroide mit sehr unterschiedlichen pharmakokinetischen Eigenschaften und damit unterschiedlicher Wirkungsstärke und -dauer enthalten, ist es nicht möglich, ihren Gesamtgehalt an diesen Verbindungen zum Maßstab der Wirksamkeit zu machen. Sie müssen daher, wenn man nicht zugunsten der isolierten Reinstoffe ganz auf ihre Anwendung verzichtet (AB-DDR), mit biologischen Methoden geprüft und gegebenenfalls durch Mischen von Drogen unterschiedlicher Wirkungsstärke auf einen bestimmten Wirkwert eingestellt werden (DAB 8/BRD). Zur Prüfung wird die Menge an Droge ermittelt, die in Form ihres Extraktes einem Versuchstier appliziert werden muß, um den Tod durch Herzstillstand auszulösen. Der Wirkwert wird in mg pro kg Körpergewicht angegeben. Als Versuchstiere werden Meerschweinchen (DAB 8/BRD) oder Katzen benutzt. Die früher eingesetzten Frösche werden heute nicht mehr verwendet. Die so erhaltenen Resultate erlauben nur bedingt Rückschlüsse auf den therapeutischen Wert der Droge.

Die Wirkung auf das Herz kommt durch Hemmung der in den Membranen der Herzmuskelzellen lokalisierten $Na^+/K^+$-ATPase zustande. Dadurch wird die intrazelluläre $Na^+$-Ionenkonzentration erhöht. Das führt durch verschiedene Mechanismen (Freisetzung von intrazellulär gebundenen $Ca^{++}$-Ionen durch Ionenaustausch,

Stimulation des transsarcolemmalen $Na^{\cdot}$-$Ca^{\cdot\cdot}$-Austausches) zu einer Vergrößerung der für die Kontraktionsprozesse zur Verfügung stehenden $Ca^{\cdot\cdot}$-Mengen. Auf diese Weise kommt es zur Erhöhung der Kontraktionskraft des insuffizienten Herzens (positiv inotroper Effekt). Die Ökonomie der Herzarbeit verbessert sich: die systolische Kraft des Herzens wird verstärkt, es kommt, eine Erhöhung des Sauerstoffverbrauchs zur Vermehrung des Schlagvolumens, die diastolische Füllung des Herzens wird vergrößert, der venöse Druck nimmt ab und die Schlagfrequenz sinkt (negativ chronotroper Effekt). Die eintretende Diurese ist die Folge der Ausschwemmung der Ödeme durch Abnahme des venösen Druckes.

Untersuchungen über Zusammenhänge von Struktur und Wirkung haben gezeigt, daß folgende Voraussetzungen für eine Herzwirksamkeit bestehen:

- Vorhandensein einer O=C-Gruppe, deren Doppelbindung mit einer C=C-Bindung konjugiert sein muß, am β-ständigen (!) 5-C- oder 6-C-Ring am C-17 (Wirkgruppe),
- Steroidskelett mit cis-Verknüpfung der Ringe C/D (die trans-Verknüpfung der Ringe B/C darf vorausgesetzt werden, die Verknüpfungsart der Ringe A/B ist nicht entscheidend, Haftgruppe).

Zusätzliche Substituenten beeinflussen Wirkungsstärke und Wirkungsdauer je nach Art und Ort der Substitution positiv oder negativ. So erhöht beispielsweise der Ersatz des Butenolidringes durch den Cumalinring die Wirksamkeit auf etwa das 10fache, eine α-ständige OH-Gruppe am C-3 verringert die Wirkung ganz erheblich, eine β-ständige OH-Gruppe am gleichen C-Atom vergrößert sie. Weitere Sauerstoffatome im Molekül, z. B. in Form von Hydroxylsauerstoff am C-1, C-2, C-5, C-8, C-11, C-12, C-14, C-15, C-16, C-18 oder C-19 oder als Carbonylsauerstoff an C-18 oder C-19, Doppelbindungen und die Art der Zuckerkette, modifizieren nicht nur die Wirkungsstärke, sondern auch das pharmakokinetische Verhalten.

Mit zunehmender Zahl an Sauerstoffunktionen im Molekül steigt dessen Polarität, nimmt der Grad der Resorption aus dem Darm ab, sinkt die Festigkeit der Plasmabindung und steigt die Ausscheidungsgeschwindigkeit, verkürzt sich also die Wirkungsdauer. So betragen beispielsweise nach peroraler Applikation die resorbierten Mengen für Digitoxin, Lanatosid A, Digoxin, Lanatosid C und g-Strophanthin (bzw. Convallatoxin) 100%,

80%, 60%, 40% und 3% der verabreichten Mengen, die Abklingquoten (täglicher Verlust der resorbierten Menge) dagegen 7%, 13%, 18%, 20% und 50%. Die polaren Glykoside (geringe Plasmabindung) kommen bei parenteraler Applikation rascher zur Wirkung als die apolaren (starke Plasmabindung). Ein maximaler Effekt wird erreicht bei Digitoxin nach 5 h, bei g-Strophanthin dagegen schon nach 1 h. Die Wirkungsdauer wird nicht nur durch die Ausscheidungsgeschwindigkeit, sondern auch durch den Abbau (eingeleitet durch Epimerisierung der 3β-Hydroxylgruppe) bestimmt. Aglyka mit ungeschützter 3β-OH-Gruppe wirken nur kurzfristig. Monoside sind zwar am stärksten wirksam, werden aber im Vergleich zu Biosiden und Triosiden sehr rasch umgesetzt. Die apolaren Vertreter, besonders die freien Aglyka, passieren die Blut-Hirn-Schranke und führen zu zentralnervösen Nebenwirkungen.

Durch chemische Variation der herzwirksamen Glykoside ist versucht worden, die pharmakokinetischen Eigenschaften zu verbessern. Pentaacetylierung des (wegen intramolekularer Kaschierung der OH-Gruppen) schlecht wasserlöslichen und kaum resorbierbaren Gitoxins führt zu guter Löslichkeit und guter Resorption. Die Acetylgruppen werden im Organismus abgespalten und damit wird das Gitoxin wieder frei.

### *15.3.5.2. Cardenolidglykoside als biogene Arzneistoffe*

Die wichtigsten Drogen dieser Gruppe sind Folia Digitalis purpureae, Folia Digitalis lanatae und Semen Strophanthi. Sie werden heute zwar nur noch in geringem Maße als Arzneidrogen verwendet, ihr Bedarf als Industriedrogen zur Herstellung von Reinglykosiden steigt jedoch ständig.

**Folia Digitalis purpureae** (Digitalis purpureae folium) sind die getrockneten Blätter von *Digitalis purpurea* L., Roter Fingerhut (*Scrophulariaceae/Scrophulariales*), einer 2jährigen oder ausdauernden, bis 1,5 m hoch werdenden krautigen Pflanze, die in Westeuropa vorwiegend auf kalkarmen Böden der Waldlichtungen der Mittelgebirge vorkommt. Im 1. Jahr wird eine grundständige Blattrosette gebildet, die Blüte entwickelt sich im 2. Jahr. Man verwendet aus ökonomischen Gründen die Blätter der einjährigen, kultivierten Pflanzen. Es existieren zahlreiche biochemische Rassen mit unterschiedlichem Glykosidspektrum. Angebaut werden meistens züchterisch erhaltene Formen mit hohem Digitoxinanteil. Neben genetischen Faktoren bestimmen ökologische Faktoren und vor allem die Art der Trocknung die Glykosidzusammensetzung erheblich. Bei langsamer Trocknung findet eine Umwandlung der Primärglykoside durch Glucoseabspaltung in Sekundärglykoside statt. Hauptlieferländer sind UdSSR, USA, Ungarn, Jugoslawien, Österreich, Italien und Frankreich. Auch in der DDR und der BRD wird die Pflanze kultiviert.

Die Droge enthält 0,2—0,6% herzwirksame Steroidglykoside (mindestens 0,3% bezogen auf Digitoxin, Ph. Eur.), Digitanolglykoside (Abb. 55), Steroidsaponine vom Spirostanol-Typ (z. B. Digitonin, Gitonin, Tigonin) und andere Begleitstoffe. Bei den Wirkstoffen handelt es sich um ein Gemisch, bestehend aus etwa 30 Glykosiden mit den Aglyka Digitoxigenin, Gitoxigenin und Gitaloxigenin. Abgeleitet von der Einleitung der Cardenolidglykoside von *Digitalis lanata* (s. S. 185) ordnet man sie entsprechend den Aglyka auch zu mit Buchstaben bezeichneten Gruppen: A-Gruppe (Aglykon Digitoxigenin), B-Gruppe (Gitoxigenin), E-Gruppe (Gitaloxigenin). Die Zahl der Monosaccharidreste kann 1—5 betragen. Monosaccharidbausteine sind Digitoxose, Digitalose, Fucose, 6-Desoxyglucose und Glucose. Hauptglykoside sind die sogenannten Primärglykoside Purpureaglykosid A und B sowie Glucogitaloxin, die aus ihnen durch Glucoseabspaltung entstandenen Sekundärglykoside Digitoxin, Gitoxin, Gitaloxin sowie Digitalinum verum und Glucoverodoxin (Tab. 3).

Tabelle 3

Glykoside von Digitalis purpurea (Auswahl)

| Name | Struktur |
|---|---|
| **Gruppe A** | |
| Purpureaglykosid A | DTX-Dx-Dx-Dx-Glc |
| Digitoxin | DTX-Dx-Dx-Dx |
| **Gruppe B** | |
| Purpureaglykosid B | GTX-Dx-Dx-Dx |
| Gitoxin | GTX-Dx-Dx-Dx |
| Digitalinum verum | GTX-Dtl-Glc |
| **Gruppe E** | |
| Glucogitaloxin | GLG-Dx-Dx-Dx-Glc |
| Gitaloxin | GLG-Dx-Dx-Dx |
| Glucoverodoxin | GLG-Dtl-Glc |

DTX = Digitoxigenin, GTX = Gitoxigenin, GLG = Gitaloxigenin, Dx = Digitoxose, Dtl = Digitalose, Glc = Glucose

Auszüge aus der eingestellten Droge werden heute wegen der Unsicherheitsfaktoren bei der Standardisierung nur noch selten angewendet. In großem Umfange werden **Digitoxin** und **Pengitoxin** (Pentaacetylgitoxin) eingesetzt. Digitoxin wird wegen seiner guten Resorbierbarkeit und langsamen Ausscheidung zur Dauerbehandlung der Herzinsuffiziens benutzt. Pengitoxin hat die gleiche Indikation.

**Folia Digitalis lanatae** (Digitalis lanatae folium) stammen von *Digitalis lanata* EHRH., Wolliger Fingerhut. Die 2jährige Pflanze ist in Südeuropa, besonders in den Balkanländern, auf kalkreichen Böden heimisch. Ein Anbau in Mitteleuropa ist möglich. Hauptlieferländer sind Rumänien, Ungarn und Jugoslawien.

Die Droge enthält 0,4—1,0% herzwirksame Steroidglykoside, daneben Saponine, Digitanolglykoside und andere Begleitstoffe. Zusätzlich zu den auch bei *Digitalis purpurea* auftretenden Aglyka Digitoxigenin, Gitoxigenin und Gitaloxigenin kommen Digoxigenin und Diginatigenin vor. Hauptglykoside sind Lanatosid A, Lanatosid C, Glucogitorosid, Digitalinum verum, Glucoverodoxin und Glucolanodoxin (Tab. 4). Die Primärglykoside werden auch hier leicht in die Sekundärglykoside und Glucose gespalten. Bei den acetylierten Vertretern entstehen zunächst sogenannte $\alpha$-Isomere, z. B. $\alpha$-Acetyldigitoxin aus Lanatosid A, bei denen sich der Acetylrest an der Hydroxylgruppe in Stellung 3 des nunmehr terminalen Digitoxoserestes befindet. Begünstigt durch die cis-Stellung der Hydroxylgruppen an C-3 und C-4 kann der Acetylrest an die OH-Gruppe am C-4 ($\beta$-Isomeres, z. B. $\beta$-Acetyldigitoxin) wandern. Beide Formen stehen miteinander im Gleichgewicht. Durch alkalische Verseifung, der die Glykosidbindungen widerstehen, kann man die Desacetylglykoside erhalten.

Für therapeutische Zwecke werden bevorzugt eingesetzt: **Lanatosid C, Deslanosid** (Desacetyllanatosid C), **Digoxin, Acetyldigoxin** und **Acetyldigitoxin.** Die Glykoside werden gut (Digoxin) bis mäßig gut (Lanatosid C, Desacetyllanatosid C) resorbiert und relativ langsam ausgeschieden. Sie sind zur peroralen Dauertherapie der Herzinsuffiziens geeignet.

Ebenfalls sehr bedeutende Drogen sind die Samen von *Strophanthus gratus* (WALL. et HOOK. ex BENTH.) BAILL. und *S. kombe* OLIV. (*Apocynaceae/Gentianales*).

*S. gratus* ist eine in den Küstenwäldern des tropischen Westafrika (zwischen Sierra Leone und Angola) verbreitete Liane, die in Kultur strauchförmig gehalten wird. *S. kombe* ist ein Strauch, der im südostafrikanischen Seengebiet (Malawi, Sambia, Moçam-

Tabelle 4

Glykoside von Digitalis lanata (Auswahl)

| Name | Struktur |
|---|---|
| **Gruppe A** | |
| Lanatosid A | DTX–Dx–Dx–Dx(Ac)–Glc |
| (Acetyldigitoxin) | DTX–Dx–Dx–Dx(Ac) |
| Glucodigifucosid | DTX–Fuc–Glc |
| Glucoevatromonosid | DTX–Dx–Glc |
| **Gruppe B** | |
| Lanatosid B | GTX–Dx–Dx–Dx(Ac)–Glc |
| Glucogitorosid | GTX–Dx–Glc |
| Digitalinum verum | GTX–Dtl–Glc |
| **Gruppe C** | |
| Lanatosid C | DGG–Dx–Dx–Dx(Ac)–Glc |
| (Acetyldigoxin) | GGG–Dx–Dx–Dx(Ac) |
| (Digoxin) | DGG–Dx–Dx–Dx |
| **Gruppe D** | |
| Lanatosid D) | DNG–Dx–Dx-Dx(Ac)–Glc |
| **Gruppe E** | |
| Lanatosid E | GLG–Dx–Dx–Dx(Ac)–Glc |
| Glucoverodoxin | GLG–Dtl–Glc |
| Glucolanodoxin | GLG–Dx–Glc |

DTX = Digitoxigenin, GTX = Gitoxigenin, DGG = Digoxigenin, DNG = Diginatigenin, GLG = Gitaloxigenin, Dx = Digitoxose, Dx(Ac) = 3–Acetyl-digitoxose, Fuc = Fucose, Dtl = Digitalose

(bique) vorkommt. **Semen Strophanthi grati** (Strophanthi grati semen) enthält 3,5—8% g-Strophanthin (Ouabain, Ouabagenin-3-α-L-rhamnosid) und etwa 0,5% andere Cardenolidglykoside (insgesamt ca. 30). g-Strophanthin kann auch aus dem Holz von *Acokanthera ouabia* (Franch. et Pois.) Cathel., im südlichen und östlichen Afrika vorkommend, gewonnen werden. In **Semen Strophanthi kombé** (Strophanthi kombé semen) wurden 7—10% Cardenolidglykoside nachgewiesen. Das Gemisch der Glykoside wird als k-Strophanthin bezeichnet. Hauptglykoside sind das k-Strophanthosid (etwa 75%, Strophanthidin-[(α-D-gluco)-β-D-gluco]-β-D-cymarosid) und dessen Spaltprodukte k-Strophanthosid-β

(Strophanthidin-($\beta$-D-gluco)-$\beta$-D-cymarosid) und Cymarin (h-Strophanthin, Strophantidin-3-$\beta$-D-cymarosid). Therapeutisch verwendet werden **g-Strophanthin** (Ouabain) und **k-Strophanthin.** Sie wirken rasch, kumulieren wenig, sind aber wegen ihrer geringen Resorptionsquote parenteral zu applizieren. Man wendet sie bei akuter Herzinsuffiziens an.

Wirkstoffe mit ähnlichen pharmakokinetischen Eigenschaften wie g- und k-Strophanthin enthalten die Drogen Herba Convallariae und Herba Adonidis.

**Herba Convallariae** (Convallariae herba), Maiglöckchenkraut, sind die zur Blütezeit gesammelten, getrockneten, oberirdischen Teile von *Convallaria majalis* L. oder nahestehenden Arten (z. B. von der in China vorkommenden *C. keiskei* MIQUEL, *Liliaceae/Liliales*). *C. majalis* ist eine krautige Pflanze mit ausdauerndem Rhizom, die in Europa und im gemäßigten Asien in Laubwäldern verbreitet ist. Die Drogengewinnung erfolgt vorwiegend durch Sammlung wildwachsender Pflanzen in Polen und Jugoslawien. Die Droge enthält etwa 0,4% herzaktive Steroidglykoside. Bisher sind 35 verschiedene Glykoside in Herba Convallaria nachgewiesen worden. Die Hauptglykoside sind je nach Herkunft der Pflanze verschieden. In West- und Nordwesteuropa wird hauptsächlich Convallatoxin (Strophanthidin-3-$\alpha$-L-rhamnosid) und Convallatoxol (Strophanthidol-3-$\alpha$-L-rhamnosid) gefunden, in Osteuropa Convallosid (Strophanthidin-3-(D-gluco)-$\alpha$-L-rhamnosid) sowie Lokundjosid (Bipindogenin-3-$\alpha$-L-rhamnosid) und in Mitteleuropa etwa gleiche Mengen der 4 genannten Glykoside. Beim Trocknen geht Convallosid leicht in Convallatoxin über. Weiterhin kann in der Droge in größeren Mengen Desglucocheirotoxin (Strophanthidin-3-$\beta$-D-gulomethylosid) enthalten sein. Für therapeutische Zwecke werden Auszüge aus der eingestellten Droge, **Convallatoxin** oder **Convallatoxol**, verwendet.

**Herba Adonidis** (Adonidis herba), Adoniskraut, stammt von *Adonis vernalis* L. (*Ranunculaceae/Ranunculales*), dem Frühlings-Adonisröschen. Die krautige, etwa 30 cm hohe Stammpflanze ist ausdauernd und kommt auf kalkhaltigen Trockenrasenfluren Ost-, Zentral- und Südeuropas vor. Die Droge enthält 0,2—1,0% herzaktive Steroidglykoside. Es wurden 29 Glykoside nachgewiesen. Hauptglykoside scheinen zu sein Adonitoxin (Adonitoxigenin-3-$\alpha$-L-rhamnosid), k-Strophantosid, k-Strophanthosid-$\beta$, Cymarin und Vernadigin (Strophadogenin-3-$\alpha$-L-rhamnosid).

Wegen seiner guten Resorbierbarkeit (50%) bei gleichzeitig rascher Elimination (Abklingquote 40%) wird das Reinglykosid

**Peruvosid** (Cannogenin-3-α-L-thevetosid) verwendet. Es wird aus Samen (Gehalt 4—6% herzwirksame Steroidglykoside) von *Thevetia peruviana* (PERS.) K. SCHUM., Gelber Oleander (*Apocynaceae/Gentianales*), einem immergrünen Strauch Mittelamerikas, der auch als Zierpflanze angebaut wird, gewonnen. Die Pflanze enthält insbesondere Thevetin A, Thevetin B und Neriifolin. Aus Thevetin A kann durch enzymatische Abspaltung von 2 endständigen Glucoseresten das Peruvosid erhalten werden.

Relativ selten benutzt werden Glykoside aus den Apocynaceen *Nerium oleander* und *Apocynum cannabinum*. *Nerium oleander* L., Oleander, ist ein im Mittelmeergebiet verbreiteter kleiner Baum, der bei uns als Kübelpflanze beliebt ist. Die Blätter, **Folia Nerii** (Oleandri folium), enthalten 0,3—1,0% Cardenolidglykoside. Hauptglykoside sind Gentiobiosyloleandrin, Glucosyloleandrin und deren Spaltprodukt Oleandrin (16-Acetylgitoxigenin-3-α-L-oleandrosid). Eingesetzt werden das **Oleandrin** (Folinerin) oder Gesamtdrogenextrakte. *Apocynum cannabinum* L., eine in Nordamerika auf Ödland verbreitete Staude, enthält als Hauptglykosid das **Cymarin**.

Auch **Periplocin** (Periplogenin-3-(β-D-gluco)-β-cymarosid, aus *Periploca graeca* L. (*Aslepiadaceae*, Heimat Südeuropa) und **Helveticosid** (Erysimin, Strophanthidin-3-β-D-digitoxosid), aus auch bei uns vorkommenden *Erysimum*-Arten (Schotendotter, *Brassicaceae*), werden in einigen Ländern als Arzneimittel verwendet.

### *15.3.5.3. Bufadienolidglykoside als biogene Arzneistoffe*

Die einzige in nennenswertem Umfange verwendete Droge mit herzwirksamen Steroidglykosiden vom Bufadienolid-Typ ist **Bulbus Scillae** (Scillae bulbus), Meerzwiebel. Stammpflanze dieser Droge ist *Urginea maritima* (L.) BAK., eine im Mittelmeergebiet besonders auf Sandböden verbreitete Liliacee, die in 2 Varietäten bzw. Unterarten, mit weißer Zwiebel (besonders auf Sardinien, Malta, Cypern, in Italien, Griechenland und Spanien) und mit roter Zwiebel (Südfrankreich, Algier, Marokko) vorkommt. Von den Pharmakopoen wird nur die weiße Varietät zugelassen. Die Zwiebeln können bis 3 kg (bei der roten Varietät bis 8 kg) schwer werden. Man verwendet die mittleren, getrockneten Schuppen der vor dem Austreiben geernteten Zwiebeln.

Die weiße Varietät enthält 0,2—0,6% herzwirksame Steroidglykoside. 9 Vertreter sind in ihrer Struktur aufgeklärt. Hauptwirkstoff ist das Scillaren A (0,02–0,04%, Scillarenin-3-(β-D-gluco)-α-L-rhamnosid), das beim Trocknen aus dem Glucoscillaren A hervorgeht und leicht durch Abspaltung eines weiteren Glucoserestes in das Proscillaridin A (0,02–0,04%, Proscillaridin, Scillarenin-3-α-L-rhamnosid) umgewandelt wird. Daneben kommt in Mengen bis zu 0,2% Gammabufotalinrhamnosid in der Droge vor.

Die rote Varietät enthält 0,3–1,3% herzwirksame Steroidglykoside (13 Glykoside und 8 freie Aglykone). Hauptwirkstoff ist das Scillirosid (Scillirosidin-3-β-D-glucosid), Nebenwirkstoffe u. a. Scilliglaucosid (Scilliglaucogenin-5-β-D-glucosid), Scillarenin-β-D-glucosid und Proscillaridin A. Scillirosid ist in der Lage, die gegen andere herzwirksame Steroidglykoside sehr unempfindlichen Ratten zu töten, für andere Tiere (Katze) ist die Toxizität jedoch nicht größer als die des Scillaren A.

In der Therapie werden Extrakte aus dem standardisierten Drogenpulver, **Scillaren A**, am häufigsten jedoch **Proscillaridin**, verwendet. Es wird verhältnismäßig gut resorbiert (Resorptionsquote 35%), kumuliert relativ wenig (Abklingquote 40–50%) und wird daher zur peroralen Therapie der Herzinsuffiziens sowie zur Nachbehandlung des Herzinfarktes eingesetzt. Die rote Varietät, die früher ebenfalls in der Therapie angewendet wurde, dient heute nur noch zur Rattenbekämpfung.

### *15.3.6. Steroidantibiotika*

Von den Steroidantibiotika wird bisher nur die **Fusidinsäure** therapeutisch genutzt (Abb. 56). Sie wird von *Fusidium coccineum* (Moniliales/Dendromycetes) gebildet. Ihr Natriumsalz wird bei Bestehen von Penicillinresistenz oder Penicillinallergie zur Bekämpfung von Staphylococceninfektionen benutzt.

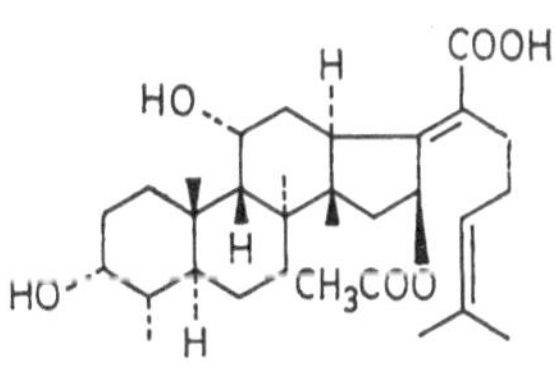


Abb. 56. Fusidinsäure

ISBN 3-05-500320-9
ISSN 0084-0963

*Der Verfasser*

- vermittelt Kenntnisse auf dem Gebiet der modernen Pharmakognosie, der Wissenschaft von den aus Mikroorganismen, Pflanzen und Tieren stammenden Arzneimitteln

- berichtet in diesem Band über moderne Methoden der Auffindung, Gewinnung und Kontrolle von Drogen und biogenen Reinststoffen und über die Chemie, Terminologie, Biochemie und Pharmakologie arzneilich genutzter Stoffe, insbesondere aus der Gruppe der Kohlenhydrate, Fruchtsäuren, Fette, Wachse, Prostanoide, Polyine, Terpene, Steroidhormone und der herzwirksamen Steroide

- informiert über Charakter, Herkunft, Gewinnung und Anwendung von Arznei- und Industriedrogen mit den genannten Wirkstoffen

- wendet sich an Studierende der Pharmazie und Biologie, an Apotheker, Biochemiker, Biologen und Mediziner

WISSENSCHAFTLICHE TASCHENBÜCHER

FSC
www.fsc.org
MIX
Papier | Fördert
gute Waldnutzung
FSC® C083411

Zeitfracht Medien GmbH
Ferdinand-Jühlke-Straße 7
99095 Erfurt, Deutschland
produktsicherheit@kolibri360.de